なつかしい人や歌などで

記憶力・認知力をトレーニング

【3ヶ月レッスン】

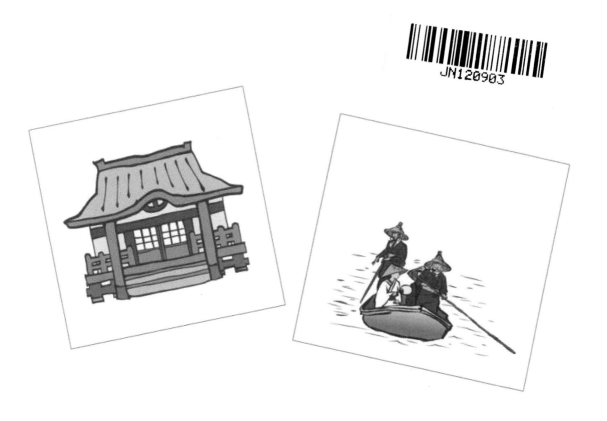

頭の働きは、使えば活性化し
使わなければ衰えていきます

はじめに

　記憶力や認知力は年齢にはあまり関係がないようです。100歳を過ぎた方でも昔のことをかなり鮮明に覚えている方がいらっしゃいますね。特に現役で働いている方の記憶力・認知はしっかりしています。

　年齢よりは常日頃、頭を働かせているかどうかで、その人の記憶力・認知力は大きく影響を受けているようです。昔覚えていた漢字でも使うことがなければなかなか思い出せなくなりますが、高齢者でも漢字をつかうことを常日頃行っている人は、決して若い人に引けはとらないでしょう。

　記憶力・認知力を衰えさせないためにとても大切なのは、頭を働かせることではないでしょうか。

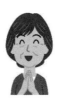

記憶力のトレーニング

　記憶するとは、その内容に対して「心が動いた」ということです。人の名前を覚える場合でも、関心がない人の名前を覚えるのはなかなか覚えにくいのですが、「この人好きだな」といった心が働けばその人の名前は憶えやすいですよね。

「心が動く」ということは、その内容や事柄に「関心がある」とか「気にかかる」といった思いがはたらくということです。記憶力が衰えたと感じるのは、日常生活において「心を動かす」必要性が減ってきたからとも言えると思います。

　この記憶力トレーニングでは、かつて心が動いたであろう事柄を取り上げました。どうぞ懐かしい思いをよみがえらせ、あなたの記憶力を活性化させてください。

認知力のトレーニング

　社会や人との交わりが減り、日常生活に緊張感がなくなると、当然何かを認知する機会も減ってきます。つまり頭を使わなくなると自然と認知力も衰えてきます。

　この認知力トレーニングでは、さまざまな事柄を認知していく練習をしていただきます。毎日、少しずつでもトレーニングを続けてください。
　人の能力は、使えば使うほど増え、使わなければ衰えていきます。毎日少しずつでも頭を働かせることは認知力を衰えさせないためにもとても大切ですね。
毎日少しずつでもトレーニングをすることで、ぜひご自分の能力の衰えを防ぎ、活性化させてください。

ページのご案内

　【記憶力・認知力トレーニング】は、1ヶ月目、2ヶ月目、3ヶ月目に分け、それぞれ20日間のレッスンを行うように設定しています。

　ですがこの設定どおりに行う必要はありません。ご自分のペースでレッスンを行っていただいて構いません。

　たいせつなのは、無理なくご自分の**頭を働かせる**ことです。少しでもお役に立てることを願っています。

1ヶ月目	レッスン	1ページ
2ヶ月目	レッスン	43ページ
3ヶ月目	レッスン	84ページ
1ヶ月目	回答	123ページ
2ヶ月目	回答	136ページ
3ヶ月目	回答	148ページ

20日間のレッスン

記憶力・認知力 トレーニング

【1ヶ月目】

　1ヶ月のうち20日間のトレーニングを想定してページがつくってありますが、日数にこだわることはありません。

　頭を働かせるためのトレーニングですから、暇な折に遊び感覚でトライしてください。

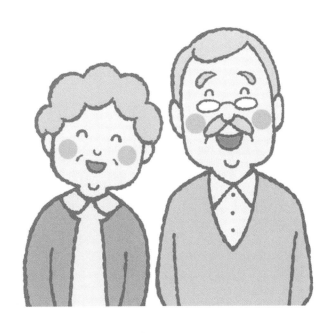

記憶力トレーニング
歌詞を思い出す

歌はその時代の印象が、それぞれの人に記憶されています。
次の歌の空白部分を思い起こして埋めてください。

● **カチューシャの唄** 　（大正4年）
カチューシャかわいや　　別れのつらさ　　［　　　　　　　　　　　］
とけぬ間に　　神に願いを　　ララ　　かけましょか

● **アラビアの唄** 　（昭和3年）
［　　　　　　　　　　　］　夜となるころ　　恋人よなつかしい
歌を歌おうよ　　あのさびしい調べに　今日も涙流そう
恋人よアラビアの　　歌をうたおうよ

● **丘を越えて** 　（昭和6年）
丘を越えて　行こうよ　　真澄の空は　朗らかに晴れて
楽しい心　［　　　　　　　　　］　讃えよ　わが青春（はる）を
いざ行け　　遥か希望の丘を越えて

● **黒ゆりの花** 　（昭和28年）
黒ゆりは　恋の花　　愛する人に　捧げれば　［　　　　　　　　］
結びつく　　あああ・・・・あああ　　この花ニシバに
あげようか　　あたしはニシバが　　大好きさ

【1日目】

歌詞を思い出す

● 青い山脈　　（昭和24年）

若くあかるい　　歌声に　　　雪崩は消える　　花も咲く　　青い山脈
雪割桜　　空のはて　　［　　　　　　　　　　　　　　］　［　　　　　　　　　　　　　］

● 赤胴鈴之助　　（昭和29年）

　［　　　　　　　　　　　　　］　　日本一に　　　夢は大きな　　　少年剣士
親はいないが　　　元気な笑顔　　　　弱い人には　　　味方する
おう！がんばれ　　頼むぞ　　　　　　僕らの仲間　　　赤胴鈴之助

● 有楽町で逢いましょう　　（昭和32年）

あなたを待てば　　雨が降る　　　　濡れて来ぬかと　　気にかかる
ああ　　［　　　　　　　　　　　　　　　　　］　　　雨もいとしや　　唄ってる
甘いブルース　　　あなたと私の合言葉　　有楽町で逢いましょう

● 赤いハンカチ　　（昭和37年）

アカシアの　　花の下で　　　　　あの娘がそっと　　瞼を拭いた
赤いハンカチよ　　　　　　［　　　　　　　　　　　　］　　目がしらに
それでも泪は　　こぼれて落ちた

● 知床旅情　　（昭和45年）

知床の岬に　　［　　　　　　　　　　　　　　　　　　　］　　思い出しておくれ
俺たちのことを　　　飲んでさわいで　　丘にのぼれば　　はるか国
後に　　白夜は明ける

【1日目】

記憶力トレーニング
歴史上の人物

説明から歴史上の人物名をあててください。

1 邪馬台国の女王

中国の古書「魏志倭人伝」に載っている倭国の女王の名は？

2 鎌倉幕府を開いた武将

関東の鎌倉の地に幕府を開き、初代征夷大将軍になった人は誰でしょうか？

3 「十七か条の憲法」を定めた人物

法隆寺を建立した人です。一度に１０人の話を聞くことが出来たという伝説もあります。この人物はだれでしょうか？

4 源氏物語の作者

主人公の光源氏を通して、恋愛、栄光と没落、権力闘争など、平安時代の貴族社会を描いたこの作者はだれでしょうか？

5 戦国時代 甲斐武田の大名

現在の甲府市を本拠地とした戦国武将で、「風林火山」の旗印で有名な人物。誰でしょうか？

【2日目】

歴史上の人物

6 江戸時代の浄瑠璃の作者

「曽根崎心中」「心中天綱島」などの作品で知られる。近世浄瑠璃で名を売った人。誰でしょうか？

7 江戸時代に日本全国を測量し、日本地図を作成した人

現在の千葉県香取市佐原の商家を隠居したのち、江戸に出て天文学を学び、55歳で測量を開始し74歳に『大日本沿海輿地全図』を完成させた人。誰でしょうか？

8 「相対性理論」で知られる20世紀最高の物理学者

ドイツで生まれたユダヤ系の学者。日本にも訪れたこともあるノーベル物理学賞受賞者。誰でしょうか？

9 女性として初めてエベレストの登頂に成功した日本人

エベレスト以外にも世界七大陸最高峰の登頂にも成功している。この人の名は？

10 「五輪の書」を書いた剣豪

江戸時代初期の武芸者で、巌流島の戦いが有名。この人物は誰？

※これはあなたの記憶力、認知力をテストするものではありません。学習の程度、興味の程度によって差がでてきます。頭を働かす練習です。

【2日目】

記憶力トレーニング
日本の漫画家

今や日本のアニメは世界にたくさんのファンをつかんでいます。日本漫画の草創期に活躍した人たちを記憶にとどめておきたいですね。

① 日本初の女性プロ漫画家として知られ、代表作に『サザエさん』『いじわるばあさん』『エプロンおばさん』など。 この人は誰でしょう。

② 代表作の『ゲゲゲの鬼太郎』『河童の三平』『悪魔くん』などを発表し妖怪漫画の第一人者となる。 この人は誰でしょう。

③ 漫画家、劇画家、声学家で知られ、『ベルサイユのばら』が空前の大ヒット。この人は誰でしょう。

④ 『忍者武芸帳 影丸伝』『サスケ』『カムイ伝』など忍者を扱った劇画作品で人気を博した。 この人は誰でしょう。

⑤ 昭和初期の子供漫画を代表する漫画家であり、代表作『のらくろ』ではキャラクター人気が大人社会にも波及し、さまざまなキャラクターグッズが作られるなど社会現象となるほどの人気を獲得した。この人は誰でしょう。

【3日目】

ここからは**漫画の名前**を答えてください。

⑥　1954〜1960年代の人気作品。福井英一と武内つなよしによる日本の漫画作品、およびそれを原作とするラジオドラマ、映画、テレビドラマ、テレビアニメで有名な北辰一刀流千葉周作道場の少年剣士のものがたり。　この漫画の名前は。

⑦　川崎のぼるによる少年漫画作品、およびそれを原作とするテレビアニメで有名、主人公の名は「大ちゃん」。　主題歌を天童よしみが歌っている。　この漫画の名前は。

⑧　赤塚不二夫による漫画である。1960年代から2010年代に至るまでたびたびテレビアニメ化され、人気を呼んだ。　なんでも望むものに変身できる魔法のコンパクト鏡の精からもらった少女漫画。　この漫画の名前は。

⑨　臼井儀人による埼玉県の春日部が舞台の漫画作品。テレビアニメで大人気に。　この漫画の名前は。

⑩　横山光輝の漫画作品及び同作を原作としたラジオドラマ、テレビドラマ、テレビアニメ、特撮映画、劇場版アニメに登場する架空のロボットの名前。　この漫画の名前は。

※これはあなたの記憶力、認知力をテストするものではありません。
興味の程度によって大きく差がでてきます。頭を働かす練習です。

【3日目】

認知力トレーニング
食べ物の名前

画像の食べ物は何でしょう。

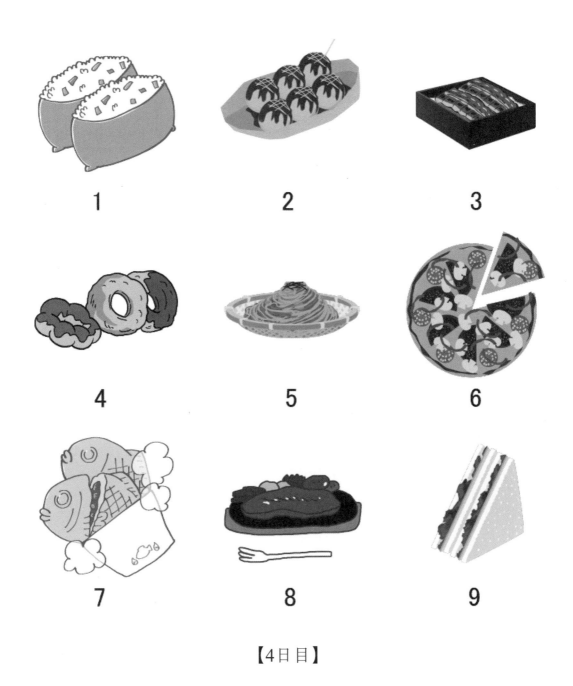

1

2

3

4

5

6

7

8

9

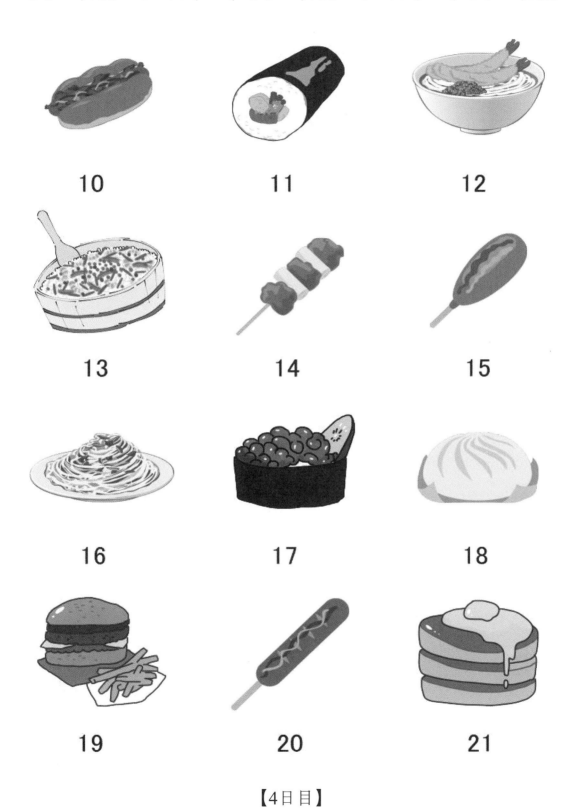

10

11

12

13

14

15

16

17

18

19

20

21

記憶力トレーニング
詩を思い出す

次の詩の空白部分を思い起こして埋めてください。

● 初恋　　　（島崎藤村）

　　まだあげ初（そ）めし前髪の
　　林檎（りんご）のもとに見えしとき
　　前にさしたる花櫛（はなぐし）の
　　花ある君と思ひけり

　　やさしく白き手をのべて
　　［　　　　　　　　　　　］
　　薄紅（うすくれない）の秋の実に
　　人こひ初めしはじめなり

　　わがこゝろなきためいきの
　　［　　　　　　　　　　　］
　　たのしき恋の盃（さかずき）を
　　君が情けに酌（く）みしかな

【5日目】

林檎畑の樹（こ）の下に
おのづからなる細道は
［　　　　　　　　　　　　　　　　　　　　］
問ひたまふ（う）こそこひ（い）しけれ

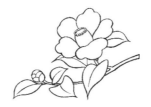

● 小景異情　その二　　　　（室生犀星）

ふるさとは遠きにありて思ふもの
［　　　　　　　　　　　　　　］
よしや
うらぶれて異土（いど）の乞食（かたい）となるとても
帰るところにあるまじや

［　　　　　　　　　　　　　　］
ふるさとおもひ涙ぐむ
そのこころもて
遠きみやこにかへらばや
遠きみやこにかへらばや

【5日目】

● 雨にも負けず　　　（宮沢賢治）

雨にもまけず
風にもまけず
[　　　　　　　　　　　　　　　　　　]
丈夫なからだをもち
欲はなく
決して怒らず
いつもしずかにわらっている
一日に玄米四合と
味噌と少しの野菜をたべ
あらゆることを
じぶんをかんじょうに入れずに
よくみききしわかり
そしてわすれず
野原の松の林の蔭の
小さな萱ぶきの小屋にいて
[　　　　　　　　　　　　　　　　　　]
行って看病してやり
西につかれた母あれば
行ってその稲の束を負い
南に死にそうな人あれば
行ってこわがらなくてもいいといい

【5日目】

北にけんかやそしょうがあれば
つまらないからやめろといい
ひでりのときはなみだをながし
さむさのなつはオロオロあるき
[　　　　　　　　　　　　　　　]
ほめられもせず
くにもされず
そういうものに
わたしはなりたい

● からたちの花　　　（北原白秋）

からたちの花が咲いたよ。
[　　　　　　　　　]
からたちのとげはいたいよ。
青い青い針のとげだよ。
からたちは畑の垣根よ。
いつもいつもとおる道だよ。
からたちも秋はみのるよ。
まろいまろい金のたまだよ。
からたちのそばで泣いたよ。
みんなみんなやさしかったよ。
からたちの花が咲いたよ。

【5日目】

● 君死にたまふことなかれ　　　（与謝野晶子）

　　あゝをとうとよ、君を泣く、
　　君死にたまふことなかれ、
　　末に生れし君なれば
　　[　　　　　　　　　　　　　　　　]
　　親は刃（やいば）をにぎらせて
　　人を殺せとをしへしや、
　　人を殺して死ねよとて
　　二十四までをそだてしや。

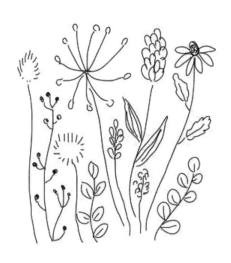

※これはあなたの記憶力、認知力をテストするものではありません。
学習の程度、興味の程度によって大きく差がでてきます。気にすることな
く楽しんでトレーニングしてください。

【5日目】

認知力トレーニング
場所を認知する

日本の地名をお答えください。

① ホタルイカで有名な県はどこですか？

② 「吉野ヶ里遺跡」がある県は？

③ 出雲大社が有名、何県？

④ 関東で「キャベツ」と言えば、どこですか？

⑤ 「辛子明太子」が有名、何県？

⑥ 銘菓「八つ橋」と言えばどこ？

⑦ タオルの生産量日本一は何県？

⑧ 餃子の消費量の多い街はどことどこ？

⑨ 関東で「かまぼこ」と言えば？

⑩ 阿蘇山がそびえる県は？

【6日目】

場所を認知する

⑪　「アンコ椿」で知られる島の名は？

⑫　日光東照宮のあるところ、何県ですか？

⑬　「南部鉄器」で有名、何県ですか？

⑭　「鵜飼い」で知られる県はどこ？

⑮　「讃岐うどん」と言えば何県？

⑯　「松坂牛」といえば何県？

⑰　砂丘で知られるところは？

⑱　「野沢菜漬け」といえば何県？

⑲　関東で「落花生」と言えば？

⑳　芋煮会で有名な県は？

※　これはあなたの認知力をテストするものではありません。
わからないところ、忘れているところがあって当たり前です。気にすることなく楽しんでトレーニングしてください。

【6日目】

記憶力トレーニング
懐かしの映画

映画のタイトルから出演者を思い出してください。

1　青い山脈

1949年（昭和24年）　監督 今井 正

田舎町の女学校の女先生が古い男女間のあり方へ挑戦していく青春物語。　初回の作品の主演女優は誰でしょう？

2　七人の侍

1954年（昭和29年）　監督 黒澤明

「荒野の七人」など、世界の映画界に多大な影響を与えた作品です。　主演俳優は誰ですか？

3　南極物語

1983年（昭和58年）　監督 蔵原惟繕

南極観測隊の苦難とそり犬たちの悲劇。南極大陸に残された兄弟犬タロとジロと越冬隊員が1年後に再会する実話。
犬係を演じた主演男優は誰ですか？

4　雨月物語

1953年（昭和28年）　監督 溝口健二

戦乱と欲望に翻弄される人々を、幽玄な美しさに描いた作品。
主演男優は森雅之。　主演女優は誰でしょうか？

【7日目】

懐かしの映画

5 太陽の季節

1956年（昭和31年）　監督 古川卓己

石原慎太郎の短編小説を映画化した作品です。

　ストーリーが当時の社会では倫理性に問題があるとして話題になり「太陽族」という流行語まで生んだ映画です。

　主演俳優は誰でしょう？

6 トラック野郎

1975年（昭和50年）　監督 山田洋二

電飾に飾られた長距離トラックの運転手「一番星」と「やもめのジョナサン（愛川欽也）」が主演のアクションドラマです。

「一番星」を演じたのは誰ですか？

7 喜びも悲しみも幾年月

1957年（昭和32年）　監督 木下恵介

灯台守の夫婦が日本各地の灯台を転々として生きていく、波乱にみちた愛を描いた作品です。

　夫を演じるのは佐田啓二です。主演女優は誰ですか？

※これはあなたの記憶力、認知力をテストするものではありません。映画への興味の程度によって大きく差がでてきます。気にすることなく楽しんでトレーニングしてください。

【7日目】

認知力トレーニング
日本の行事

日本には古くから様々な行事があります。下記の行事の名称は何というのでしょうか？

① 邪気を追い払うために「鬼は外、福は内」と言いながら、豆まきをします。また、恵方を向いて丸かぶりすると縁起が良いとされる恵方巻きを食べます。 名称と月日をお答えください。

② 嘘をついてもいいとされる日です。名称と月日をお答えください。

③ 笹に願い事を書いた短冊を結びます。仙台の行事が有名です。名称と月日をお答えください。

④ 男の子が元気に成長することを願い、ちまきや柏餅を食べ、鯉のぼりや兜を飾ってお祝いします。
名称と月日をお答えください。

⑤ お正月の門松やしめ飾りを持ち寄って燃やします。この炎で焼いた餅などを食べると一年を健康で過ごせると言われています。 この行事の名称をお答えください。

【8日目】

日本の行事

⑥　日本では女性から男性にチョコレートを贈る行事として定着しています。義理チョコという言葉も使われています。
名称と月日をお答えください。

⑦　五月の第二日曜日です。一般的にカーネーションを贈る習慣があります。
何という行事かお答えください。

⑧　祖先をまつる行事です。提灯を飾ったり、ナスやキュウリで精霊馬をつくりお迎えします。
何という行事かお答えください。

⑨　かぼちゃを食べてゆず湯に入る習慣があります。
名称をお答えください。

⑩　本来は収穫を祝い、悪霊を追い払う行事ですが、日本では仮装をするための行事として楽しんでいます。
名称と月日をお答えください。

※　これはあなたの記憶力、認知力をテストするものではありません。わからないところ、忘れているところがあって当たり前です。気にすることなく楽しんでトレーニングしてください。

【8日目】

認知力トレーニング
県庁所在地

県庁所在地の特徴を書いています。どこかおわかりですか？

①　市街地から桜島を望む景観がイタリアのナポリからヴェスヴィオ火山を望む風景に似ていることから「東洋のナポリ」と言われています。県名と市の名前をお答えください。

②　宍道湖と中海に面しており、宍道湖の夕日はとてもきれいで「日本の夕日百選」にも選ばれています。
県名と市の名前をお答えください。

③　市の中心部の周囲は広瀬川や青葉山などの自然に恵まれています。牛タンでもよく知られている街です。
県名と市の名前をお答えください。

④　江戸時代には加賀百万石の城下町として栄えた街です。日本三名園の一つ「兼六園」もあり観光都市として知られている街です。　県名と市の名前をお答えください。

⑤　南部鉄器などの伝統工芸品が息づいているどこかゆったりとしたたたずまいのある街です。「わんこそば」でも有名です。
県名と市の名前をお答えください。

【9日目】

県庁所在地

⑥　世界遺産の熊野古道がある県です。伊勢参宮街道によって栄えた街です。
県名と市の名前をお答えください。

⑦　水戸黄門でよく知られ、納豆でもよく知られています。
県名と市の名前をお答えください。

⑧　甲州街道の宿場町として栄え、武田信玄の本拠地としてよく知られています。
県名と市の名前をお答えください。

⑨　津軽地方に位置し、東北三大祭りのねぶた祭は大変にぎわっています。リンゴの産地としても有名ですね。
県名と市の名前をお答えください。

⑩　道後温泉で有名な街であり、正岡子規、夏目漱石のゆかりの地でもあります。
県名と市の名前をお答えください。

※　これはあなたの記憶力、認知力をテストするものではありません。
わからないところ、忘れているところがあって当たり前です。気にすることなく楽しんでトレーニングしてください。

【9日目】

認知力トレーニング
歴史的な建物

歴史的な建造物を書いています。日本と世界の有名な建物です。

① 「少年よ大志を抱け」という有名な言葉を残したアメリカ人のクラーク博士が提案してできた札幌市にある建造物です。何という名称の建造物でしょうか？

② 沖縄の歴史、文化を象徴し世界文化遺産として登録されているお城ですが、残念なことに現在は消失し、復元中です。何という名称の建造物でしょうか？

③ 京都市にある皇室関連施設です。江戸時代に創建されて以来、火災に遭うこともなく創建当時の姿を今日まで伝えています。庭園は日本庭園の傑作と評価されています。何という名称の建造物でしょうか？

④ 明治5年に明治政府が日本の近代化のために設立した本格的な機械製糸場です。現在までほぼ変わらぬ姿で残され、世界文化遺産に登録されています。何という名称の建造物でしょうか？

【10日目】

歴史的な建物

⑤　近代建設の巨匠といわれる辰野金吾氏の設計により1914年に建造されました。正面から見て左右対称な造りや赤茶と白の縞模様のように見える外観が特徴です。

何という名称の建造物でしょうか？

⑥　真っ白な城壁が特徴で、別名「白鷺城」ともいわれています。日本初の世界遺産に登録されています。

何という名称の建造物でしょうか？

⑦　この橋の特徴は、5連のアーチ構造で、主な部分は釘を使用しないで作られている木で建築されています。

何という名称の建造物でしょうか？

⑧　この建物が立ち並ぶ街は、ちょうど中山道の真ん中にある宿場町です。重要伝統的建造物群保存地区として、当時の町並みが大切に保存されています。

何という名称の建造物でしょうか？

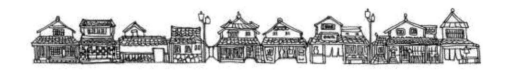

※　これはあなたの記憶力、認知力をテストするものではありません。わからないところ、忘れているところがあって当たり前です。気にすることなく楽しんでトレーニングしてください。

【10日目】

記憶力トレーニング
歌詞を思い出す

歌はその時代の印象が、それぞれの人に記憶されています。
次の歌の空白部分を思い起こして埋めてください。

● **島育ち** （昭和41年）

赤い蘇鉄の　実も熟れるころ　　　［　　　　　　　　　　　　　］

［　　　　　　　　　　　　　　］　　　大島育ち

● **星の流れに** （昭和22年）

星の流れに　身を占って　　　何処をねぐらの　今日の宿

［　　　　　　　　　　　］　　いるのじゃないが　　泣けて涙も

涸れ果てた　　こんな女に誰がした

● **赤城の子守歌** （昭和9年）

泣くなよしよし　ねんねしな　　　山の鴉が　啼いたとて

［　　　　　　　　　　　　］　　ねんねしな　　泣けば鴉が　又さわぐ

● **いい日旅立ち** （昭和53年）

雪解け間近の北の空に向かい　　　過ぎ去りし日々の夢を叫ぶ時

［　　　　　　　　　　　　］　　熱い胸をよぎる　　せめて今日から

一人きり旅に出る

【11日目】

歌詞を思い出す

● **いつでも夢を** （昭和37年）

星よりひそかに　雨よりやさしく　　［　　　　　　　　　　　］
声がきこえる　　淋しい胸に　　　涙に濡れたこの胸に

● **湖畔の宿** （昭和15年）

山の淋しい湖に　　ひとり来たのも　　悲しいこころ
［　　　　　　　　　　　　　　　］　　昨日の夢と焚き捨てる
古い手紙のうすけむり

● **酒は涙かため息か** （昭和6年）

酒は涙か　溜息か　　こころのうさの　捨てどころ　　とおい
えにしのかの人に　　［　　　　　　　　　　　］　切なさよ

● **くちなしの花** （昭和49年）

いまでは指輪も　まわるほど　　やせてやつれた　おまえのう
わさ　　くちなしの花の　花のかおりが　［　　　　　　　　］
ついてくる　くちなしの白い花　　おまえのような　花だった

※ これはあなたの記憶力、認知力をテストするものではありません。
わからないところ、忘れているところがあって当たり前です。気にすることなく楽しんでトレーニングしてください。

【11日目】

認知力トレーニング
語句の意味

次に掲げる語句の意味を考えてみましょう。

- ご法度

- 菩提寺

- 風情

- おっとり刀

- 二つ返事

- 背に腹は変えられない

- やぶさかでない

- 普請

- 人足

- 奇特な人

- 天地無用

- 色をなす

- 言質をとる

- 切り口上

※　これはあなたの記憶力、認知力をテストするものではありません。
学習や興味の程度によって大きく差がでてきます。頭を働かす練習です。

【12日目】

記憶力トレーニング
何をした人（昭和で活躍した人）

次に掲げる人は何をした人でしょうか？

- 吉川英治
- 江戸川乱歩
- 小津安二郎
- 太宰治
- 坂本九
- 武者小路実篤
- 尾崎豊
- 山下清
- 岡田有希子
- 春日八郎

- 渋沢栄一
- 川島芳子
- 棟方志功
- 盛田昭夫
- 三島由紀夫
- 市川崑
- 水原茂
- いわさきちひろ
- 草野心平
- 糸川英夫

【13日目】

何をした人（昭和で活躍した人）

- 村田兆治
- 北林谷栄
- 岩谷時子
- 樺美智子
- 水木しげる
- 小野田寛郎
- 城山三郎
- 高田好胤
- 沢村貞子
- 菊田一夫

- 山本五十六
- なかにし礼
- 野坂昭如
- ムッシュかまやつ
- 杉原千畝
- 土井たか子
- ミヤコ蝶々
- 市川右太衛門
- 井上靖
- 藤山寛美

※　これはあなたの記憶力、認知力をテストするものではありません。わからないところ、忘れているところがあって当たり前です。気にすることなく楽しんでトレーニングしてください。

【13日目】

認知力トレーニング
日本の庭園

日本の優れた庭園を紹介します。どこの庭園かお考え下さい。

① 江戸時代の初期、水戸黄門でおなじみの水戸徳川家の光圀公の代に完成した庭園です。特別史跡と特別名勝の指定を受けた東京文京区にある庭園です。
名称をお答えください。

② 昭和の日本の造園家が集結した日本国内随一の大規模な日本庭園で、岡本太郎の「太陽の塔」が取り入れられています。
名称をお答えください。

③ 室町時代に禅寺として京都に創建されました。「庭の国宝」として、また"石庭"としてよく知られています。
名称をお答えください。

④ 横山大観のコレクションを収めた美術館としても有名で、庭園は、海外日本庭園専門誌で初回から連続で1位に選ばれている日本庭園の最高傑作の一つです。
名称をお答えください。

【14日目】

日本の庭園

⑤　正式の名称は「東山慈照寺」といいます。室町時代の八代将軍足利義政によって造営され簡素、枯淡の美しさを映す寺院とお庭です。名称をお答えください。

⑥　日本三名園の一つで、岡山藩主・池田綱政が築いた大名庭園です。広い芝生地や池、築山、茶室を歩きながら移り変わる景色を眺めることができる回遊式庭園です。
名称をお答えください。

⑦　江戸時代の初期、高松藩主によって造営された大名庭園で、四国や西日本を代表する名園として「庭の国宝」に指定されています。大きな庭園には６つの池と１３の築山があり、景色の変化が楽しめます。
名称をお答えください。

⑧　加賀の大名前田家の藩主が作庭した日本三名園の一つです。世界中から多くの人が訪れる金沢・北陸を代表する名勝地です。名称をお答えください。

※これはあなたの記憶力、認知力をテストするものではありません。
学習の程度、興味の程度によって大きく差がでてきます。気にすることなく楽しんでトレーニングしてください。

【14日目】

記憶力トレーニング
漢字の読み方

漢字は使わなければ次第に忘れていきます。次の漢字の正しい読み方をお答えください。

1　あのひとは流石だね　　　　　　　　（　　　　　　　　　）

2　わたしの懐かしいひと　　　　　　　（　　　　　　　　　）

3　わたしはしごとを遂行した　　　　　（　　　　　　　　　）

4　あのはなしには感動した　　　　　　（　　　　　　　　　）

5　あなたのいう条件とは？　　　　　　（　　　　　　　　　）

6　あのひとは忖度してる　　　　　　　（　　　　　　　　　）

7　むかしはいっぱい冒険した　　　　　（　　　　　　　　　）

8　わたしのきぼうを達成した　　　　　（　　　　　　　　　）

9　これからのわたしの目標　　　　　　（　　　　　　　　　）

10　ことしの南瓜はおいしい　　　　　（　　　　　　　　　）

11　あのひとには失望した　　　　　　（　　　　　　　　　）

12　あのひととの数々のおもいで　　　（　　　　　　　　　）

13　これは面倒くさいな　　　　　　　（　　　　　　　　　）

14　あのひとをもっと評価しなくちゃ　（　　　　　　　　　）

15　なんて綺麗なひとだ　　　　　　　（　　　　　　　　　）

【15日目】

漢字の読み方

16	あのひとの数奇なうんめい	（	）
17	あのひとはお馴染みさんよ	（	）
18	わたしは怯まなかった	（	）
19	口笛をふいた	（	）
20	成績がよかった	（	）
21	きょうは遅刻した	（	）
22	ウクライナが爆撃され	（	）
23	ここからの眺め	（	）
24	ラベルに貼りつける	（	）
25	ルールが緩和される	（	）
26	乾杯のあいさつ	（	）
27	こどもと戯れる	（	）
28	あたらしく開拓する	（	）
29	わたしは襲われた	（	）
30	これは扱いがむずかしい	（	）

※　これはあなたの記憶力、認知力をテストするものではありません。学習の程度、興味の程度によって大きく差がでてきます。気にすることなく楽しんでトレーニングしてください。

【15日目】

認知力トレーニング
日本の神社仏閣

日本の有名な神社とお寺です。どこかお考えください。

① 正式の名称は「東山慈照寺」といいます。室町時代の八代将軍足利義政によって造営され簡素、枯淡の美しさを映す寺院とお庭です。 寺院の名称をお答えください。

② 「だいこくさま」として知られている大国主大神様が祀られている山陰地方にある神社です。縁結びの神様として知られています。 神社の名称をお答えください。

③ 菅原道真公をお祀りしてある福岡県太宰府にある神社で、学問の神様として広く知れ渡っています。
神社の名称をお答えください。

④ 鎌倉にある観音山の裾野から中腹に広がる境内は、四季を通じて花が絶えることなく、特にアジサイ寺として有名です。
寺院の名称をお答えください。

⑤ 飛鳥時代、藤原野鎌足の病の平癒を祈願して創建されたお寺です。五重塔は古都奈良を象徴する塔です。。
寺院の名称をお答えください。

【16日目】

日本の神社仏閣

⑥　明治天皇の思し召しによって、国家のために尊い命を捧げられた人々の御霊を祀るために、東京九段に建立されました。
神社の名称をお答えください。

⑦　平安時代に奥州藤原清衡公によって、奥州に仏国土を建設する趣旨で建立されました。世界遺産に登録され、なかでも金色堂は当初の姿を今に伝える国宝です。
寺院の名称をお答えください。

⑧　日本書紀に、釣り針をなくして困っていた山の幸彦をワダツミの宮へ案内した塩土の神が祀られている、宮城県の松島湾の近くにある神社です。
神社の名称をお答えください。

⑨　7世紀に奈良地方に創建され、古代寺院の姿を今に伝えています。聖徳太子ゆかりの寺院で、世界最古の木造建築物群です。金堂、五重塔、夢殿がよく知られています。
寺院の名称をお答えください。

※　これはあなたの記憶力、認知力をテストするものではありません。学習の程度、興味の程度によって大きく差がでてきます。気にすることなく楽しんでトレーニングしてください。

【16日目】

記憶力トレーニング
懐かしの映画

映画のタイトルから出演者を思い出してください。

1 君の名は

1953年（昭和28年）　監督 大庭秀雄

2016年に「君の名は」というアニメ映画が公開されましたが、古くは、松竹が菊田一夫原作の同名の映画を佐多啓二主演で出しています。真知子役の女優は誰でしょう？

2 羅生門

1950年（昭和25年）　監督 黒澤明

芥川龍之介の短編小説が元になっています。この映画で、これまでほとんど知られることのなかった日本映画が、世界に知られるようになりました。主演女優は誰でしょう？

3 無法松の一生

1958年（昭和33年）　監督 稲垣浩

昭和18年に公開された作品の、再映画化された作品です。九州小倉の人力車夫松五郎の生涯を描いた物語です。
松五郎を演じた人は誰でしょう？

【17日目】

懐かしの映画

4 鎌田行進曲

1982年（昭和57年）　監督 深作欣二

つかこうへいの同名小説の映画化。撮影所を舞台にしたスターと大部屋俳優の奇妙な友情物語。

スター銀ちゃん役は誰でしょう？

5 鉄道員（ぽっぽや）

1999年（平成11年）　監督 降旗康男

北海道の幌舞線の終着駅で駅長を務める主人公。鉄道員一筋だった男の物語。共演には大竹しのぶ、広末涼子、志村けん他。

主演男優は誰でしょう？

6 陽の当たる坂道

1958年（昭和33年）　監督 田坂具隆

石坂洋二郎の読売新聞連載小説を映画化。主演は石原裕次郎です。主演女優は誰でしょう？

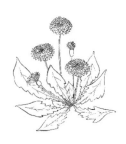

※ これはあなたの記憶力、認知力をテストするものではありません。
わからないところ、忘れているところがあって当たり前です。気にすることなく楽しんでトレーニングしてください。

【17日目】

認知力トレーニング
時（時間）を認知する

時代の流れの中の時（時間）を正確に認知しているのは難しいですね。自分の人生の時期と重ね合わせておよその時間、年代が理解できれば正解です。

1　太平洋戦争が終わった年は？

2　阪神淡路大震災は、昭和、平成　どちらの時代？

3　人類が初めて月に下り立った年は昭和何年代？

4　テレホンカードが登場したのはいつ頃？

5　お昼の３時間半前は何時ですか？

6　フラフープが流行ったのはあなたが何歳頃でしたか？

7　ミニスカートのツィッギーを憶えていますか？あなたがいくつの頃？

8　第１回東京オリンピックは昭和何年でしたか？

9　築地市場が豊洲へ変わった年は？

10　よど号ハイジャック事件は昭和何年代？

【18日目】

記憶力トレーニング
スポーツ選手 何の競技

次にスポーツで活躍した人の名前を掲げます。何のスポーツで活躍したのでしょうか？

- 石川佳純
- 青木功
- 千代の富士
- 竹本正男
- 河西昌枝
- 藤波辰巳
- アベベ
- 岩崎恭子
- 太田幸司

- 大鵬幸喜
- 沢村栄治
- ジーコ
- 伊達公子
- キム・ヨナ
- ガッツ石松
- 渋野日向子
- 古賀稔彦
- 三浦知良

【19日目】

スポーツ選手 何の競技

- 輪島功一
- 福原愛
- 前畑秀子
- 塚原直也
- 吉葉山
- 円谷幸吉
- 小平奈緒
- 葛西紀明
- 上野由岐子

- 野茂英雄
- 五郎丸歩
- ゴン中山
- 浅田真央
- 加納治五郎
- 水原茂
- 杉原輝夫
- 坂口征二
- 古賀沙理那

※ これはあなたの記憶力、認知力をテストするものではありません。興味の程度によって大きく差がでてきます。気にすることなく楽しんでトレーニングしてください。

【19日目】

認知力トレーニング
湖、河川の名前

湖と河川の特徴を説明しています。名称をお考えください。

①　日本で一番長い川です。新潟県と長野県を流れる川で、長野県では千曲川と呼ばれています。五木ひろしもこの川を歌っています。　川の名称をお答えください。

②　箱根にある湖です。湖畔を中心に観光名所やリゾート施設が数多くあり観光地としてよく知られています。毎年正月に行われる箱根駅伝の地としても有名です。
　湖の名称をお答えください。

③　四国内では最長の川で、日本三大清流の一つとして有名ですこの川の流域には湧き水が多く、常時きれいな水が供給されています。　川の名称をお答えください。

④　裏磐梯の地域に点在する30余りの小湖沼群のことを言います。緑、赤、青などの色の沼が点在しています。コバルトブルーの瑠璃沼、景観がいい毘沙門沼、美しい模様の弁天沼など神秘的なトレッキングコースです。
　湖の名称をお答えください。

【20日目】

湖、河川の名前

⑤　青森県と秋田県にまたがる湖で、周囲を原生林で囲まれ、それを映して、ブルーの湖面が美しく輝いています。近くには奥入瀬渓流があり、観光地としてたいへん賑わっています。湖の名称をお答えください。

⑥　長野県と山梨県にまたがる八ヶ岳連峰が源流ですが、一般的には諏訪湖が源流だと言われています。愛知県、静岡県を経て太平洋に注ぎます。川の名称をお答えください。（天竜川）

⑦　広島県芸北町の阿佐山に源を発し、途中三次市で他の二つの川と合流し、島根県の江津市において日本海に注ぎます。川の名称をお答えください。

⑧　群馬県西部にある湖で、明治時代、近くの伊香保温泉に集まった竹久夢二、与謝野晶子、高浜虚子らによって絵画や文学、音楽に描かれ、よく知られるようになりました。湖の名称をお答えください。

※これはあなたの記憶力、認知力をテストするものではありません。学習の程度、興味の程度によって大きく差がでてきます。気にすることなく楽しんでトレーニングしてください。

【20日目】

20日間のレッスン

記憶力・認知力 トレーニング

【2ヶ月目】

　1ヶ月のうち20日間のトレーニングを想定してページがつくってありますが、日数にこだわることはありません。

　頭を働かせるためのトレーニングですから、暇な折に遊び感覚でトライしてください。

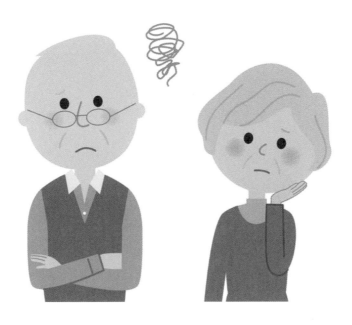

記憶力トレーニング
歌詞を思い出す

歌はその時代の印象が、それぞれの人に記憶されています。
次の歌の空白部分を思い起こして埋めてください。

● **道頓堀行進曲** （昭和3年）

赤い灯　青い灯　道頓堀の　[　　　　　　　　　]　恋の灯に
なんで　　カフェーが　　忘らりょか

● **別れの一本杉** （昭和30年）

[　　　　　]　[　　　　　　　]　こらえ切れずに　　泣けたっけ
あの娘と別れた　　哀しさに　　山の懸巣も　　啼いていた
一本杉の　　石の地蔵さんのヨー　　村はずれ

● **函館の人** （昭和39年）

はるばるきたぜ　函館へ　　[　　　　　　　　]　　のりこえて
あとは追うなと　云いながら　　うしろ姿で　泣いてた君を
思い出すたび　逢いたくて　　とてもがまんが　できなかったよ

● **波浮の港** （昭和3年）

磯の鵜の鳥や　日暮れにゃ帰る　　波浮の港にゃ　夕やけ小やけ
[　　　　　　　]　ヤレホンニサ　なぎるやら

【1日目】

歌詞を思い出す

● 影を慕いて　（昭和6年）

まぼろしの　影を慕いて　雨に日に　月にやるせぬ　わが想い
[　　　　　　　　]　胸の火に　身は焦がれつつ　しのびなく

● 赤いランプの終列車　（昭和27年）

白い夜霧の　明りに濡れて　別れせつない　プラットホーム
ベルが鳴る　ベルが鳴る　さらばと告げて　[　　　　　　]
赤いランプの　終列車

● 若者たち　（昭和41年）

君の行く道は　果てしなく遠い　だのになぜ　[　　　　　　]
君は行くのか　そんなにしてまで

● 南国土佐を後にして　（昭和34年）

南国土佐を後にして　[　　　　　　　　]　思い出します
故郷の友が　門出に歌った　よさこい節を

● 支那の夜　（昭和13年）

シナの夜　シナの夜よ　港の明かり　紫の夜に　[　　　　]
夢の船　ああ忘られぬ　胡弓の音　シナの夜　夢の夜

【1日目】

認知力トレーニング
歴史上の人物

説明から歴史上の人物名をあててください。

1 慶應義塾大学の創設者

　"天は人の上に人を造らず人の下に人を造らず"で始まる「学問のすすめ」を書いた幕末、明治時代に活躍した人の名は？

2 アメリカの発明王

　傑出した発明家として知られ、蓄音機、白熱電球、活動写真などを世に出した人です。誰でしょうか？

3 世界三大美人の一人

　中国唐の時代の皇妃。玄宗皇帝が寵愛しすぎたために戦乱が起きたと伝えられ、傾国の美女と呼ばれています。
　この人物はだれでしょうか？

4 幕末の土佐藩士

　幕末の動乱期に「海援隊」を組織したり、薩長同盟を働きかけるなどして活躍した。この人は誰でしょうか？

5 江戸時代の伝説的な彫刻職人

　日光東照宮の眠り猫はじめ、多くの作品が伝わっている。
　この彫刻師は誰でしょうか？

【2日目】

歴史上の人物

6 戦国時代に越後の国を支配した武将

　武田信玄との「川中島の戦い」が有名です。

この武将は誰でしょうか？

7 真言宗の開祖

　中国より真言密教を持ち帰った僧。名は空海。高野山奥の院御廟で今も生き続けていると伝えられています。

この人は誰でしょうか？

8 イギリスの看護婦

　「近代看護教育の母」と呼ばれ、看護制度の礎を創った人。誰でしょうか？

9 幕末の江戸幕府陸軍総裁

　西郷隆盛と会談し、江戸城無血開城を成し遂げた人。

この人の名は？

10 交響曲「運命」を作曲

　18世紀にドイツに生まれ、「楽聖」と呼ばれる作曲家、ピアニスト。　この人物は誰？

※これはあなたの記憶力、認知力をテストするものではありません。学習や興味の程度によって差がでてきます。頭を働かす練習です。

【2日目】

記憶力トレーニング
日本の漫画家

今や日本のアニメは世界にたくさんのファンをつかんでいます。日本漫画の草創期に活躍した人たちを記憶にとどめておきたいですね。

① 戦後の日本においてストーリー漫画の第一人者として活躍した。代表作は「鉄腕アトム」「ジャングル大帝」。医師でもあるこの人は誰でしょう？

② 「まっぴら君」「オンボロ人生」などを毎日新聞やサンデー毎日などに連載。さらには「テレビ三面記事 ウィークエンダー」（日本テレビ）の司会などタレントとしても活躍した。この人は誰でしょう。

③ エロティックな女性を描いた漫画やイラストで有名。作品としては「仙人部落」「ヒゲとボイン」など多数。この人は誰でしょう。

④ 「鉄人２８号」「魔法使いサリー」「コメットさん」など多数。手塚治虫、石ノ森章太郎などと並び称される漫画界の巨匠の一人です。　この人は誰でしょう。

【3日目】

ここからは**漫画の名前**を答えてください。

⑤　藤子不二雄とスタジオ・ゼロによる日本のギャグ漫画作品。
　　Qちゃんの名で親しまれている漫画。
　　この漫画の名前は。

⑥　松本零士のSFアニメ。海底に眠る日本海軍の戦艦「大和」
　　に似せて建造した「　　　　　　　　　　」がイスカンダル星に向
　　けて旅立つ。　　この漫画の名前は。

⑦　水島新司の野球漫画。明訓高校野球部に所属する山田太郎
　　の活躍を描いています。　　この漫画の名前は。

⑧　原始人たちのおおらかで突飛な日常を描いた園山俊二のギ
　　ャグ漫画。　　この漫画の名前は。

⑨　読売ジャイアンツに入団した星飛雄馬の物語。「週刊少年マ
　　ガジン」に連載され大ヒットした漫画です。
　　この漫画の名前は。

※これはあなたの記憶力、認知力をテストするものではありません。
興味の程度によって大きく差がでてきます。頭を働かす練習です。

【3日目】

認知力トレーニング
動物の名前

画像の動物のお名前をお答えください。

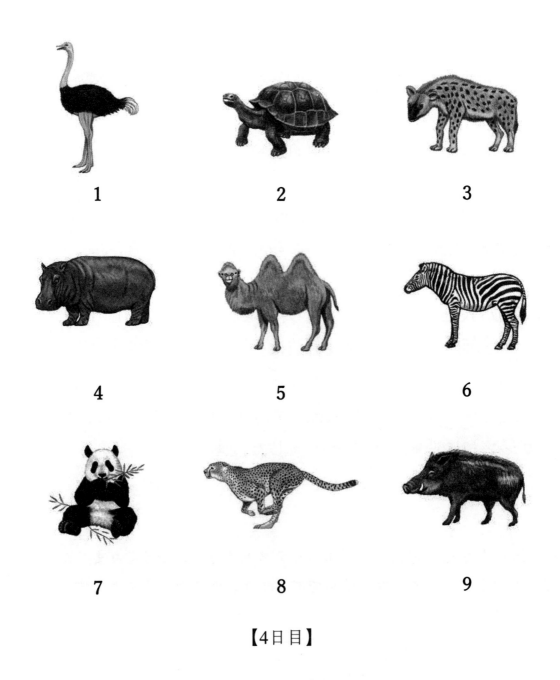

1

2

3

4

5

6

7

8

9

【4日目】

動物の名前

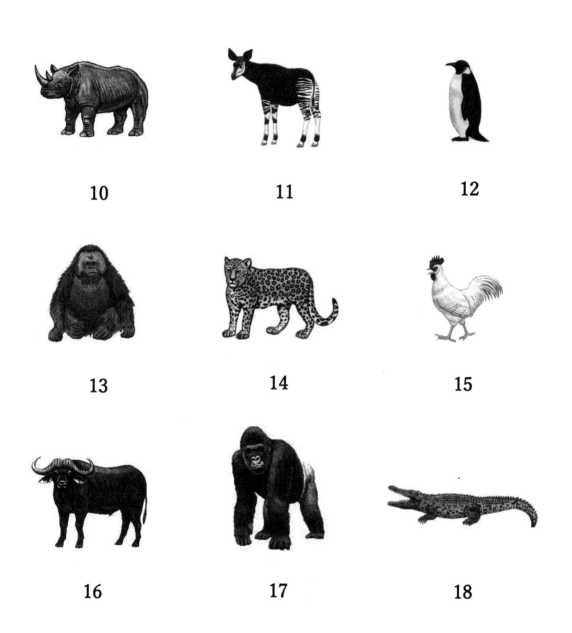

10

11

12

13

14

15

16

17

18

※　これはあなたの認知力をテストするものではありません。
わからないところ、忘れているところがあって当たり前です。気にすることなく楽しんでトレーニングしてください。

【4日目】

記憶力トレーニング
詩を思い出す

次の詩の空白部分を思い起こして埋めてください。

● 星とたんぽぽ　　（金子みすゞ）

　青いお空の底ふかく
　海の小石のそのように、
　夜がくるまで沈んでる、
　　［　　　　　　　　　　］。
　見えぬけれどもあるんだよ、
　見えぬものでもあるんだよ。

　散ってすがれたたんぽぽの、
　瓦のすきに、だァまって、
　　［　　　　　　　　　　］、
　つよいその根は眼にみえぬ。
　見えぬけれどもあるんだよ、
　見えぬものでもあるんだよ。

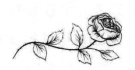

【5日目】

● 我を愛する歌　　（石川啄木）

東海の小島の磯の白砂に
［　　　　　　　　］
蟹とたはむる

頬につたふ
なみだのごはず
一握の砂を示しし人を忘れず

大海にむかひて一人
七八日
泣きなむとすと家を出でにき

● 山のあなた　　（カールブッセ　上田敏 訳）

［　　　　　　　　　　］
「　　」住むと人のいふ。
ああ、われひとゝ尋（と）めゆきて、
涙さしぐみ、かへりきぬ。
山のあなたになほ遠く
「　　」住むと人のいふ。

【5日目】

● 千曲川旅情の歌　　　（島崎藤村）

　　小諸なる古城のほとり

　　［　　　　　　　　　　　］

　　緑なすはこべは萌えず

　　若草も藉（し）くによしなし

　　しろがねの衾（ふすま）の岡辺

　　日に溶けて淡雪流る

　　あたゝかき光はあれど

　　野に満つる香（かをり）も知らず

　　浅くのみ春は霞みて

　　麦の色わづかに青し

　　［　　　　　　　　　　　］

　　畠中の道を急ぎぬ

　　暮行けば浅間も見えず

　　歌哀し佐久の草笛

　　千曲川いざよふ波の

　　岸近き宿にのぼりつ

　　濁り酒濁れる飲みて

　　［　　　　　　　　　　］

【5日目】

● 智恵子抄　　あどけない話　　　（高村光太郎）

智恵子は東京に空が無いといふ、
ほんとの空が見たいといふ。
私は驚いて空を見る。
桜若葉の間に在るのは、
切つても切れない
むかしなじみのきれいな空だ。
どんよりけむる地平のぼかしは
うすもも色の朝のしめりだ。
智恵子は遠くを見ながら言ふ。

［　　　　　　］の山の上に
毎日出てゐる青い空が
智恵子のほんとの空だといふ。
あどけない空の話である。

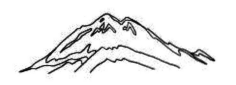

※これはあなたの記憶力、認知力をテストするものではありません。
学習の程度、興味の程度によって大きく差がでてきます。気にすることなく楽しんでトレーニングしてください。

【5日目】

認知力トレーニング
場所を認知する

日本の地名をお答えください。

① 琉球王朝の首里城がある所の市の名前は？

② ぼってりとした肌触りが特徴の益子焼と言えば、何県？

③ 三陸鉄道が走っている三陸海岸のある地は何県？

④ 八甲田山の山波がそびえる地は何県？

⑤ 世界遺産登録になった富岡製糸場がある県は？

⑥ 合掌造りで知られる白川郷がある県は？

⑦ 「大間まぐろ」で有名な、大間町の地は、何半島？

⑧ わんこそばや冷麺でよく知られている市は？

⑨ ふぐ、純米吟醸酒の獺祭、岩国寿司で有名、何県？

⑩ 日南海岸、高千穂峡、鵜戸神宮、青島神社で有名、何県?

【6日目】

場所を認知する

⑪　ドラマ「北の国から」の舞台となったところは、何市？

⑫　稲庭うどん、比内地鶏で有名、何県？

⑬　へぎそば、魚沼産コシヒカリ、越乃寒梅で有名、何県？

⑭　ほうとう、桔梗信玄餅、桃やワインが有名、何県？

⑮　ユネスコ世界文化遺産に登録された軍艦島は、何市？

⑯　素麺、オリーブ園、二十四の瞳映画村といえば、島名は？

⑰　富士山、河口湖、武田神社、昇仙峡といえば、何県？

⑱　深大寺そばといえば、東京の何市？

⑲　寅さんで有名な柴又帝釈天は東京の、何区？

⑳　ちゃんぽん、皿うどん、グラバー亭といえば、何市？

※　これはあなたの認知力をテストするものではありません。
わからないところ、忘れているところがあって当たり前です。気にすることなく楽しんでトレーニングしてください。

【6日目】

記憶力トレーニング
懐かしの映画

映画のタイトルから出演者を思い出してください。

1 いつでも夢を

1962年（昭和24年）　監督 野村孝

浜田光男、橋幸夫が出演している、東京下町を舞台にした作品です。レコード大賞を受賞したデュエット曲を映画化したものです。　主演女優は誰でしょう？

2 男はつらいよ　寅次郎　夕焼け小焼け

1976年（昭和51年）　監督 山田洋二

上野の飲み屋でみすぼらしい老人と出会い、とらやに連れてきた。その老人は、日本画の大家だった。寅さんは旅先の兵庫県龍野でその老人と出会い、一緒に市長の接待を受ける。そこで芸者ぼたんと出会う。

芸者ぼたんの役は誰ですか？

3 ゴジラ

1954年（昭和29年）　特技監督 円谷英二

巨大怪獣ゴジラが登場する第1作で、海底の洞窟に潜んでいたゴジラが、度重なる水爆実験で住処を追われ、東京に現れる物語です。ヒロインは河内桃子。　主演男優は誰ですか？

懐かしの映画

4 東京物語

1953年（昭和28年）　監督 小津安二郎

上京した年老いた両親とその家族たちの姿を通して、家族を丁寧に描いている代表的な小津作品です。男優は笠智衆。主演女優は誰でしょう？

5 ビルマの竪琴

1956年（昭和31年）　監督 市川崑

敗戦の日本軍はビルマの地を去ろうとしていた。水島上等兵は数多くの日本兵の白骨化した姿を見て、霊を慰めるためビルマにとどまることを決意する。

水島上等兵を演じた俳優は誰ですか？

6 砂の器

1974年（昭和49年）　監督 野村芳太郎

松本清張の推理小説の映画化。

音楽家和賀英良の秘めた過去を紐解いていく作品です。

和賀英良を演じたのは誰ですか？

※これはあなたの記憶力、認知力をテストするものではありません。映画への興味の程度によって大きく差がでてきます。気にすることなく楽しんでトレーニングしてください。

【7日目】

認知力トレーニング
日本の行事

日本には古くから様々な行事があります。下記の行事の名称は
何というのでしょうか？

① 　三歳の男女、五歳の男の子、七歳の女の子が子供の成長と
　　幸福を願って、神社にお参りに行く日です。
　　名称と月日をお答えください。

② 　女の子が幸せに成長することを願うお祭りです。女の子が
　　いる家では人形を飾ります。
　　名称と月日をお答えください。

③ 　お雑煮やおせち料理を食べて、お祝いをする日です。
　　名称と月日をお答えください。

④ 　3月14日は、バレンタインデーにチョコを受け取った人が
　　お返しをする日です。　名称をお答えください。

⑤ 　9月9日は菊の節句とも呼ばれ、菊の花を飾ったり、菊の花
　　びらを浮かべたお酒を飲んで長寿を願います。
　　この行事の名称をお答えください。

日本の行事

⑥　春の連休をさす言葉です。
名称をお答えください。

⑦　年の暮れに、お世話になっている人に感謝の気持ちを表すために贈り物をします。最近ではこれを行わない人も増えました。　何という行事かお答えください。

⑧　子供にプレゼントをし、ケーキやチキンを食べることが一般的となっています。夜はパーティで賑わいます。
名称と月日をお答えください。

⑨　二十歳になると各地域で盛大にお祝いの会が催されます。
名称をお答えください。

⑩　高齢者を敬う日です。2002年までは毎年9月15日としていましたが、2003年からは9月の第3月曜日になりました。
名称をお答えください。

⑪　旧暦では8月15日が満月になる日でしたが、今は毎年変わります。満月を眺めながら、ススキと月見団子を供えます。
名称をお答えください。十五夜

※　これはあなたの記憶力、認知力をテストするものではありません。忘れているところがあって当たり前です。頭を働かせる練習です。

【8日目】

認知力トレーニング
県庁所在地

県庁所在地の特徴を書いています。どこかおわかりですか？

① 桃太郎伝説の生まれたまちとして有名です。名物「きびだんご」もあります。
県名と市の名前をお答えください。

② 東海林太郎の歌でよく知られている赤城山のある街です。名物焼きまんじゅうもあります。
県名と市の名前をお答えください。

③ エイサーまつりが毎年盛大に催されています。黒潮の影響で冬でも暖かく、夏は四方の海からの吹き抜ける風で、年間の平均温度差が少なく、過ごしやすい街です。
県名と市の名前をお答えください。

④ 市内の多くは、立山黒部ジオパークに南東部は中部山岳国立公園に指定され、海と山の自然に恵まれた街です。
県名と市の名前をお答えください。

⑤ 琵琶湖に面し、日吉神社、石山寺など多くの文化財や史跡があります。　県名と市の名前をお答えください。

【9日目】

県庁所在地

⑥　餃子のまちとして有名で、餃子の消費量日本一を宮崎市、浜松市と争っています。観光地日光を背後にかかえています。
県名と市の名前をお答えください。

⑦　お城の金のしゃちほこは、この街のシンボルになっています。江戸時代は尾張徳川家の城下町として栄えました。
県名と市の名前をお答えください。

⑧　カツオのたたきとよさこい踊りで有名です。歴史的人物としては坂本龍馬の出生地として知られています。
県名と市の名前をお答えください。

⑨　インターナショナルバルーンフェスタが開催される街で、有明海に面しています。
県名と市の名前をお答えください。

⑩　因幡のしろうさぎや砂丘のある街として知られています。
県名と市の名前をお答えください。

※　これはあなたの記憶力、認知力をテストするものではありません。わからないところ、忘れているところがあって当たり前です。気にすることなく楽しんでトレーニングしてください。

【9日目】

認知力トレーニング
歴史的な建物

歴史的な建造物を書いています。日本と世界の有名な建物です。

① 2020年東京オリンピック・パラリンピックのメイン会場となった建物です。隈研吾氏による設計で東京代々木にあります。 何という名称の建造物でしょうか？

② 日本初の本格的な機械製糸工場です。絹産業の技術革新などに大きく貢献し、世界遺産に登録されています。
何という名称の建造物でしょうか？

③ 現在の皇居に移転するまではここで皇室関連の儀式、公務が行われていました。現在は宮内庁京都事務所が管理しています。 何という名称の建造物でしょうか？

④ 奈良の法隆寺とともに日本初の世界文化遺産となった建造物です。シラサギの羽を広げたような美しい姿から別名「白鷺城」と言われています。
何という名称の建造物でしょうか？

⑤ 日本を代表するダムの一つです。建設工事で171人の殉職者を出し、その過酷さを三船敏郎、石原裕次郎が映画化しました。 何という名称の建造物でしょうか？

【10日目】

歴史的な建物

⑥　「安芸の宮島」とも呼ばれ日本三景の一つです。平清盛により社殿が整えられました。
　何という名称の建造物でしょうか？

⑦　愛媛県松山市にある重要文化財になっている温泉施設です。夏目漱石の小説「坊っちゃん」にも登場する建造物です。
　何という名称の建造物でしょうか？

⑧　横浜港にある文化・商業施設です。テレビドラマ「あぶない刑事」のエンディングのロケ地になったこともあります。
　何という名称の建造物でしょうか？

⑨　昭和33年にできた建造物で、東京のシンボルであり、高さは333メートルの展望台を有する電波塔です。観光名所になっています。　何という名称の建造物でしょうか？

⑩　平安時代初期に建てられた、日本で最も古い学校です。池と築山で構成された美しい庭園も広がっています。
何という名称の建造物でしょうか？

※　これはあなたの記憶力、認知力をテストするものではありません。学習の程度、興味の程度によって大きく差がでてきます。気にすることなく楽しんでトレーニングしてください。

【10日目】

記憶力トレーニング
歌詞を思い出す

歌はその時代の印象が、それぞれの人に記憶されています。
次の歌の空白部分を思い起こして埋めてください。

● **船頭小唄** 　（昭和5年）

おれは河原の　枯れすすき　　同じお前も　枯れすすき

　［　　　　　　　　　　　］　　この世では　　花の咲かない　枯れすすき

● **リンゴの唄** 　（昭和20年）

赤いリンゴに　くちびる寄せて　だまって見ている　青い空

　［　　　　　　　　　　　　　　　　　］　　リンゴの気持ちは

よくわかる　リンゴ可愛いや　可愛いやリンゴ

● **黒い花びら** 　（昭和34年）

黒い花びら　静かに散った　　あの人は帰らぬ　遠い夢

俺は知ってる　［　　　　　　　］　恋の苦しさ　だから　だから

もう恋なんか　したくない　したくないのさ

● **ここに幸あり** 　（昭和31年）

嵐も吹けば　雨も降る　　女の道よ　なぜ険し

　［　　　　　　　］　私は生きる　　ここに幸あり　青い空

【11日目】

歌詞を思い出す

● 星は何でも知っている　　（昭和33年）

星は何でも知っている　　　夕べあの娘が泣いたのも

かわいいあの娘のつぶらな　　［　　　　　　　　　　　　　］

生まれて初めての甘いキッスに　　胸がふるえて泣いたのを

● 知りたくないの　　（昭和40年）

あなたの過去など　知りたくないの　　済んでしまったことは

仕方ないじゃないの　あの人のことは　忘れてほしい

　［　　　　　　　　　］　　聞いても　いわないで

● 真白き富士の根　　（昭和10年）

真白き富士の根　　　緑の江の島　　　仰ぎ見るも今は涙

　［　　　　　　　　］　　雄々しきみ魂に　　捧げまつる胸と心

● 上海帰りのリル　　（昭和26年）

船を見つめていた　　ハマのキャバレーにいた　　風の噂はリル

上海帰りのリルリル　　甘いせつない思い出だけを

胸にたぐって探して歩く　　リルリルどこにいるのかリル

　［　　　　　　　　　　　　］

※　これはあなたの記憶力、認知力をテストするものではありません。
忘れているところがあって当たり前です。頭の働きの練習です。

【11日目】

認知力トレーニング
語句の意味

次に掲げる語句の意味を考えてみましょう。

● 流石　　　　　　　　● 居場所

● 玉虫色　　　　　　　● 堅気

● 丁稚　　　　　　　　● 懐刀

● 洒落　　　　　　　　● 過労死

● 駄々　　　　　　　　● 示唆

● 良妻賢母　　　　　　● 地団太

● 野暮　　　　　　　　● 能書き

※　これはあなたの記憶力、認知力をテストするものではありません。
学習の程度、興味の程度によって大きく差がでてきます。頭を働かす練習
です。

【12日目】

認知力トレーニング
何をした人（昭和で活躍した人）

次に掲げる人は何をした人でしょうか？

- 金子みすゞ
- 沢村栄治
- 東条英機
- 林芙美子
- 坂東妻三郎
- 坂口安吾
- 高村光太郎
- 種田山頭火
- 古川ロッパ
- 古橋廣之進

- 北原白秋
- 菊池寛
- 上村松園
- 土井晩翠
- 御木本幸吉
- 野口雨情
- 小林古径
- 松下幸之助
- 横山大観
- 安井曾太郎

【13日目】

何をした人（昭和で活躍した人）

- 赤木圭一郎
- 山田耕筰
- 円谷幸吉
- 榎本健一
- 金田一京助
- 浪花千栄子
- 今東光
- 大松博文
- 市川房枝
- 笠置シズ子

- 室生犀星
- 吉田茂
- 双葉山
- 西條八十
- 川端康成
- 益田喜頓
- 古賀政男
- 田宮二郎
- 植村直己
- 平尾誠二

※　これはあなたの記憶力、認知力をテストするものではありません。忘れているところがあって当たり前です。頭を働かせる練習です。

【13日目】

記憶力トレーニング
テレビドラマ

テレビで放映されたドラマを紹介します。タイトルを思い出してください。

① 昭和33年にラジオ東京テレビで放映されました。
第二次世界大戦中に清水豊松（フランキー堺）のもとに赤紙が届き、戦場へいく。撃墜された B29の搭乗員を隊長から殺せと命じられるが、実際には負傷させただけに終わる。戦後戦犯として死刑を宣告される。遺書の最後に「私は〇〇になりたい」と書いた。　ドラマのタイトルをお答えください。

② TBS系で1965〜1990まで放送されたテレビドラマです。
主演は森光子、堺正章さんらで、銭湯を舞台にしたホームドラマ。　ドラマのタイトルをお答えください。

③ NET テレビで昭和42年放送されたテレビドラマです。
登場人物は、財前五郎（佐藤慶）里見脩二（根上淳）で、浪速大学医学部を舞台とし、医局制度や医学界の問題点を描いたドラマです。　ドラマのタイトルをお答えください。

④ TBS テレビで放送された時代劇です。助さん、格さんをお供に諸国漫遊の旅先で世直しをするドラマです。
ドラマのタイトルをお答えください。

【14日目】

テレビドラマ

⑤　昭和47年から昭和61年まで日本テレビで放送された刑事ドラマです。主人公の藤堂係長（石原裕次郎）を中心に刑事たちの活躍を描いた物語です。松田優作、萩原健一等多才な顔ぶれです。　ドラマのタイトルをお答えください。

⑥　昭和49年にTBS系で放送されました。東京の下町で小林亞聖さんが演じる人情味あふれる毎日を描いたドラマです。ドラマのタイトルをお答えください。

⑦　昭和54年から平成23年までTBS系テレビで放送されたドラマシリーズです。中学校の教員役の武田鉄矢さんが担任をしている3年B組に起こる様々な問題をテーマにしたドラマです。　ドラマのタイトルをお答えください。

⑧　新人女優、樫山文江さんが10代から80代までを1人で演じた昭和41年のNHKの朝ドラです。夫の中尉（高橋幸治）亡き後、助産師を目指し、震災や戦争などの混乱を乗り越えて、明治、大正、昭和をたくましく生きていくホームドラマ。ドラマのタイトルをお答えください。

※　これはあなたの記憶力、認知力をテストするものではありません。興味の程度によって大きく差がでてきます。頭を働かせる練習です。

【14日目】

記憶力トレーニング
漢字の読み方

漢字は使わなければ次第に忘れていきます。次の漢字の正しい読み方をお答えください。

1　アイディアを創造する　　　　　（　　　　　　）

2　まつりで射的をした　　　　　　（　　　　　　）

3　わたしの専門ではない　　　　　（　　　　　　）

4　吸引するとあぶない　　　　　　（　　　　　　）

5　でんかの宝刀　　　　　　　　　（　　　　　　）

6　ひどく頭痛がする　　　　　　　（　　　　　　）

7　より一層がんばる　　　　　　　（　　　　　　）

8　プリンターが故障した　　　　　（　　　　　　）

9　あかちゃんの誤飲にきをつけて　（　　　　　　）

10　あの刹那　　　　　　　　　　　（　　　　　　）

11　あのことに憤りをおぼえた　　　（　　　　　　）

12　むすめを溺愛する　　　　　　　（　　　　　　）

13　きめるには尚早だ　　　　　　　（　　　　　　）

14　幼稚なひとだ　　　　　　　　　（　　　　　　）

15　肝試ししようよ　　　　　　　　（　　　　　　）

【15日目】

漢字の読み方

16　すべてを統括する　　　　　　　　（　　　　　　　　　）

17　盲従してはいけない　　　　　　　（　　　　　　　　　）

18　それは厄介ですね　　　　　　　　（　　　　　　　　　）

19　蒸気がでている　　　　　　　　　（　　　　　　　　　）

20　それは革新的ですね　　　　　　　（　　　　　　　　　）

21　貴重なもの　　　　　　　　　　　（　　　　　　　　　）

22　奇特なひと　　　　　　　　　　　（　　　　　　　　　）

23　こころが委縮する　　　　　　　　（　　　　　　　　　）

24　臆面もなく　　　　　　　　　　　（　　　　　　　　　）

25　歌舞伎をみた　　　　　　　　　　（　　　　　　　　　）

26　雑巾をしぼる　　　　　　　　　　（　　　　　　　　　）

27　未曾有のできごと　　　　　　　　（　　　　　　　　　）

28　百までかぞえる　　　　　　　　　（　　　　　　　　　）

29　とてもおおきな荷物　　　　　　　（　　　　　　　　　）

30　ここは繁華街です　　　　　　　　（　　　　　　　　　）

※　これはあなたの記憶力、認知力をテストするものではありません。
わからないところ、忘れているところがあって当たり前です。気にすることなく楽しんでトレーニングしてください。

【15日目】

認知力トレーニング
日本の神社仏閣

日本の有名な神社とお寺です。どこかお考えください。

① 天照大御神を祀る内宮と豊受大御神を祀る外宮が主となる神社です。内閣総理大臣および農林水産大臣が年初に参拝することが慣例になっています。　神社の名称をお答えください。

② 鳳凰堂（国宝）で世界に広く知られている京都宇治にあるお寺です。西方極楽浄土を現した寺院と言われています。
寺院の名称をお答えください。

③ 本尊の阿弥陀三尊像を安置する長野市にある寺院です。東から階段を降り、真っ暗な板廊下を進み、本尊の真下をひと回りして、入り口の北へ出るお戒壇巡りでよく知られています。
寺院の名称をお答えください。

④ 三種の神器の1つである草薙剣を祀る神社としてよく知られていて、天照大神、日本武尊など草薙剣にかかわりのある神様が祀られています。
神社の名称をお答えください。

⑤ 参道の奥社まで1368段ある、長い石段の神社としてよく知られています。四国讃岐の象頭山の中腹に建てられています。
神社の名称をお答えください。

【16日目】

日本の神社仏閣

⑥　このお寺は、成田不動、お不動さまといった愛称で広く親しまれてきたお寺です。毎年の節分ときには有名人たちが招かれ盛大に豆まきが行われています。
寺院の名称をお答えください。

⑦　東京都中央区にある浄土真宗本願寺派の西本願寺の別院として建てられたお寺です。著名な人物の葬儀が宗派を問わず多く執り行われています。　寺院の名称をお答えください。

⑧　茨城県の東部、太平洋に面した岬の丘の上に建立されている神社です。「日本文徳天皇実録」によると、856年にここの磯に神が現れたと記されています。ある夜、製塩業の者が海に光るものを見た。・・・神霊は「われは大奈母知・小比古奈命である・・・」と託宣したとあります。　神社の名称をお答えください。

⑨　江戸時代、ある武士の妻が病に苦しみ死に瀕していた。夢枕に立った地蔵菩薩のお告げに従ったら、妻の病が回復したと伝えられています。寺の名前は高岩寺といいます。
この寺の通称をお答えください。

※　これはあなたの記憶力、認知力をテストするものではありません。学習の程度、興味の程度によって大きく差がでてきます。気にすることなく楽しんでトレーニングしてください。

【16日目】

記憶力トレーニング
懐かしの映画

映画のタイトルから出演者を思い出してください。

● 鬼龍院花子の生涯

　1982年（昭和57年）　監督 五社英雄

土佐を舞台に、侠客鬼龍院政五郎（仲代達矢）と彼を取り巻く女たちの愛憎劇。中でも政五郎の幼女・松恵を演じた女優が強く印象に残っています。「なめたらいかんぜよ」のセリフが有名。　松恵を演じた女優は誰でしょう？

● 裸の大将

1958年（昭和33年）　監督 堀川弘通

画家山下清をモデルにした映画です。女優陣は団令子、青山京子、飯田蝶子といった人たちです。

山下清役は誰でしょう？

● セーラー服と機関銃

1981年（昭和56年）　監督 相米慎二

明るく気丈な女子高生が、日高組の組長になった物語です。この映画の出演をきっかけに、歌手としてもデビューしました。

主演女優は誰でしょう。

懐かしの映画

● 男はつらいよ 口笛を吹く寅次郎

1983年（昭和58年）　監督 山田洋二

備中高梁の地、博の父の墓参りで、お寺の和尚と意気投合。お寺の娘・朋子に一目ぼれし寺に住み込んだ。さくらたちは博の父の法事でこのお寺に集まってきた。寅と結婚をしたい朋子。朋子役のマドンナは誰でしょう？

● ALWAYS 三丁目の夕日

2005年（平成17年）　監督 山崎貴

舞台は昭和33年、東京の下町、夕日町三丁目にある鈴木オート。青森から集団就職でやってきた六子、小さな自動車修理工場にがっかり。しかしやがて家族同然となる心温まる物語。六子を演じた主演女優は誰でしょう？

● 座頭市

1962年（昭和37年）　監督 三隅研次

兇状持ちで盲目の座頭の市が、旅をしながら悪人と渡り合うアクション時代劇です。26作品というシリーズで公開されています。　主演男優は誰でしょうか？

※　これはあなたの記憶力、認知力をテストするものではありません。興味の程度によって差が出ます。気にすることなく楽しんでトレーニングしてください。

【17日目】

認知力トレーニング
時（時間）を認知する

時代の流れの中の時（時間）を正確に認知しているのは難しいですね。自分の人生の時期と重ね合わせておよその時間、年代が理解できれば正解です。

1　パンダが初めて日本に来たのは何年ごろ？

2　安保闘争が激しかった時代のあなたの年代は？

3　三島由紀夫の市ケ谷駐屯地での事件、あなた年代は？

4　ペリーが日本の浦賀に来た時代は？

5　夜中の0時の4時間半前は何時ですか？

6　ビートルズが日本に来た頃のあなたの年齢は？

7　あさま山荘事件があったとき、あなたは何歳ごろ？

8　だっこちゃんが流行ったのはあなたが何歳頃でしたか？

9　地下鉄サリン事件は何年ごろ？

10　日本で初めての大阪万博が開かれたのは何年ごろ？

【18日目】

記憶力トレーニング
スポーツ選手 何の競技

次にスポーツで活躍した人の名前を掲げます。何のスポーツで活躍したのでしょうか？

- 東富士
- 池谷幸雄
- 川上哲治
- 小川直也
- 岩崎恭子
- 木村沙織
- 澤穂季
- 猪谷千春
- 船木和喜

- 白井義男
- 増田明美
- 松山英樹
- 中山律子
- 谷口浩美
- 田中理恵
- 三宅義行
- 沢村忠
- 伊良部秀輝

【19日目】

スポーツ選手 何の競技

● 谷亮子

● 桐生祥秀

● 石川遼

● 柏戸

● 板東英二

● 瀬古利彦

● 伊藤美誠

● 池江璃花子

● 辰吉丈一郎

● 吉田沙保里

● 尾崎行雄

● 内田航平

● 松尾雄治

● 君原健二

● 井上康生

● 室伏広治

● 大場政夫

● 北澤豪

● 宮里藍

● 力道山

※　これはあなたの記憶力、認知力をテストするものではありません。
興味の程度のよって差が出ます。気にすることなく楽しんでトレーニング
してください。

【19日目】

認知力トレーニング
湖、河川の名前

湖と河川の特徴を説明しています。名称をお考えください。

① 若狭湾国定公園にある5つの湖の総称です。レインボーライン山頂公園の「天空の足湯」に入りながら眺める湖と海はとても美しくダイナミックな景観です。
　　湖の名称をお答えください。

② 阿蘇山を水源として熊本、大分、福岡、佐賀の4県を流れ有明湾にそそぎます。日本三大暴れ川のひとつです。
　　川の名称をお答えください。

③ 北海道、オホーツク海岸にまたがる日本最大の汽水湖（海水と淡水の中間の塩分をもつ水）。北海道内で最も大きな湖です。ホタテ、カキ、ノリなどの養殖が行われています。
　　湖の名称をお答えください。

④ 福島県と山形県の境にある吾妻山を源流として山形県中央部を北に流れ、酒田市で日本海に注ぎます。松尾芭蕉の句にも詠まれた川です。
　　川の名称をお答えください。

【20日目】

湖、河川の名前

⑤　富士五湖の1つで、面積は富士五湖で2番目の大きさです。近くの天上山ロープウェイを利用して眺める富士山はとても雄大です。富士登山の入り口でもあります。
湖の名称をお答えください。

⑥　大台ケ原を源流とし、和歌山県へと流れ紀伊水道へと注ぎます。奈良県内では吉野川と呼ばれますが、和歌山県に入ると名前が変わります。　川の名称をお答えください。

⑦　山陰を代表する湖で、中海の海水とまじり汽水湖で、湖に浮かぶ嫁が島にかかる夕日は絶景です。シジミの産地としてよく知られています。　湖の名称をお答えください。

⑧　日光国立公園内にある湖です。男体山の噴火による溶岩で渓谷がせき止められてできたといわれています。その美しい姿で外国人の観光客でにぎわっています。
湖の名称をお答えください。

※　これはあなたの記憶力、認知力をテストするものではありません。学習の程度、興味の程度によって大きく差がでてきます。気にすることなく楽しんでトレーニングしてください。

【20日目】

20日間のレッスン
記憶力・認知力 トレーニング

【3ヶ月目】

　1ヶ月のうち20日間のトレーニングを想定してページがつくってありますが、日数にこだわることはありません。

　頭を働かせるためのトレーニングですから、暇な折に遊び感覚でトライしてください。

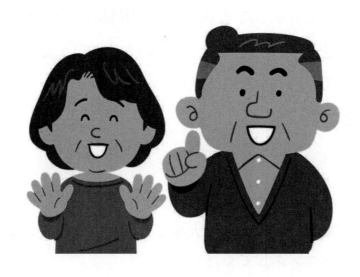

記憶力トレーニング
歌詞を思い出す

歌はその時代の印象が、それぞれの人に記憶されています。
次の歌の空白部分を思い起こして埋めてください。

● **岸壁の母**　（昭和29年）
母は来ました　今日も来た　　この岸壁に　今日も来た
　［　　　　　　　　　　　］知りながら　　もしやもしやに　ひかされて

● **アラビアの唄**　（昭和3年）
　［　　　　　　　　　　　　　　］　夜となるころ　　　恋人よなつか
しい　歌を歌おうよ　あのさびしい調べに　今日も涙流そう
恋人よアラビアの　歌をうたおうよ

● **丘を越えて**　（昭和6年）
丘を越えて　行こうよ　　　真澄の空は　朗らかに晴れて
楽しい心［　　　　　　　　　］讃えよ　わが青春（はる）を
いざ行け遥か希望の丘を越えて

● **黒ゆりの花**　（昭和28年）
黒ゆりは　　恋の花　　　愛する人に　　捧げれば
　［　　　　　　　　　　　］　結びつく　　　ああ・・・・・
あああこの花ニシバに　　あげようか　　あたしはニシバが
大好きさ

【1日目】

歌詞を思い出す

● 国境の町 　（昭和29年）

そりの鈴さえ　　寂しく響く　　　　雪の曠野よ　　町の灯よ
ひとつ山越しゃ　　　[　　　　　　　]　　凍りつくよな国境

● 王将 　（昭和36年）

吹けば飛ぶような　将棋の駒に　　賭けた命を　笑わば笑え
うまれ浪速の　八百八橋　　[　　　　　　]おいらの意気地

● 骨まで愛して 　（昭和41年）

生きてるかぎりは　どこまでも　　探しつづける　恋ねぐら
傷つきよごれた　わたしでも
骨まで　骨まで　　　[　　　　　　　　　]

● およげたいやきくん 　（昭和50年）

まいにち　まいにち　ぼくらは [　　　　　　] うえでやかれて
いやになっちゃうよ　あるあさ　ぼくは　[　　　　　　　]
けんかして　うみに　にげこんだのさ

● 蘇州夜曲 　（昭和15年）

君がみ胸に　抱かれて聞くは　　　[　　　]　鳥の歌
水の蘇州の　[　　　　　　　]　　惜しむか　柳がすすり泣く

※　これはあなたの記憶力、認知力をテストするものではありません。
興味の程度によって差が出ます。気楽にレッスンしてください。

【1日目】

記憶力トレーニング
歴史上の人物

説明から歴史上の人物名をあててください。

1 江戸時代後期の浮世絵師

代表作に「富嶽三十六景」、その中の「神奈川沖浪裏」などがよく知られ世界的にも著名な画家です。 誰でしょうか？

2 江戸時代初期の俳句作者

「奥の細道」の著者として世界的にもよく知られています。この人は誰でしょうか？

3 視力と聴力を失ったアメリカの作家

日本へは３度も来日し、各地を訪問し大きな足跡を残し、「奇跡の人」の題名で映画が上映されました。
この人はだれでしょうか？

4 「千曲川旅情の歌」の作者

詩人であり小説家です。童話「ふるさと」詩集「初恋」などがよく知られています。この作者はだれでしょうか？

5 インド独立の父と呼ばれています

20世紀の最も偉大な政治的、精神的指導者の一人です。インドでは「国の父」として尊敬されています。 誰でしょうか？

【2日目】

歴史上の人物

6 戦後日本の礎を築いた首相
サンフランシスコ平和条約を締結。衆議院予算委員会での「バカヤロー」発言が有名。　この人は誰でしょうか？

7 「枕草子」の作者
平安時代中期の女性作家、歌人。誰でしょうか？

8 「吾輩は猫である」の作者
明治末期から大正時代にかけて活躍した、教師でもあり小説家でもある多才な人。小説「坊ちゃん」「三四郎」など多数出筆。この人は誰でしょうか？

9 カトリック教会の聖人
カルカッタでの貧しい人々のための活動が高く評価されノーベル平和賞を受賞した修道女。　この人の名は？

10 室町時代の水墨画家・禅僧
柱に縛られたとき、床に落ちた涙を足の親指につけ見事なネズミを描いた逸話が有名。　この人物は誰でしょうか？

※これはあなたの記憶力、認知力をテストするものではありません。学習や興味の程度によって大きく差がでてきます。気にすることなく楽しんでトレーニングしてください。

【2日目】

記憶力トレーニング
日本の漫画家

今や日本のアニメは世界にたくさんのファンをつかんでいます。
日本漫画の草創期に活躍した人たちを記憶にとどめておきたい
ですね。

① SF 漫画、ギャグ漫画、学習漫画まで幅広いジャンルの漫画
　家で、「漫画の王様」「漫画の帝王」と評された。代表作は
　「サイボーグ009」「佐武と市捕物控」「仮面ライダー」など。
　この人は誰でしょう。

② 「チンコロ姐ちゃん」「せっかちネエヤ」などの作品を出し、
　TV[お笑い漫画道場]にレギュラー出演。
　この人は誰でしょう。

③ 「おそ松くん」「ひみつのアッコちゃん」「天才バカボン」
　が大ヒット。トキワ荘で下ずみ時代を過ごした。
　この人は誰でしょう。

④ 漫画家・画家・文筆家であり、妻は歌人岡本かの子。長男
　は芸術家の岡本太郎、甥は俳優の池部良。
　この人は誰でしょう。

ここからは**漫画の名前**を答えてください。

⑤　ちばてつやのボクシングをテーマにしたスポーツ漫画。主人公矢吹丈のライバルである力石徹とともに大きな人気を得た。　この漫画の名前は。

⑥　サトウサンペイによる朝日新聞に連載された4コマ漫画。万年ヒラのサラリーマンを主人公にした人気まんが。
この漫画の名前は。

⑦　モンキーパンチ作品の怪盗を主人公にしたコミック漫画。銭形警部、峰不二子が主な登場人物。
この漫画の名前は。

⑧　さいとうたかおの作品で、超一流の狙撃手で暗殺者を主人公とした漫画。主人公デューク東郷は、ひとたび請け負ったならいかなる困難があろうと完遂する。
この漫画の名前は。

⑨　矢口高雄の作品で、釣りの天才少年が主人公。世界中のさまざまな魚釣りに挑戦する漫画で、韓国、台湾、イタリアでも出版されました。　この漫画の名前は。

※　これはあなたの記憶力、認知力をテストするものではありません。興味の程度によって大きく差がでてきます。楽しんでください。

【3日目】

認知力トレーニング
動物の名前

画像の動物のお名前をお答えください。

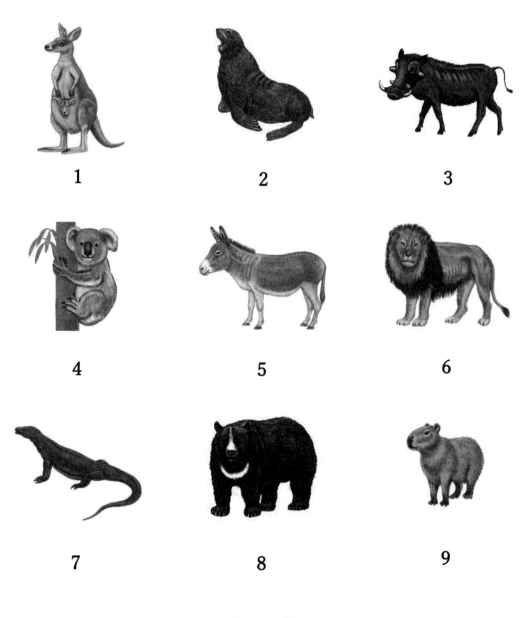

1

2

3

4

5

6

7

8

9

【4日目】

動物の名前

画像の犬の種類をお答えください。

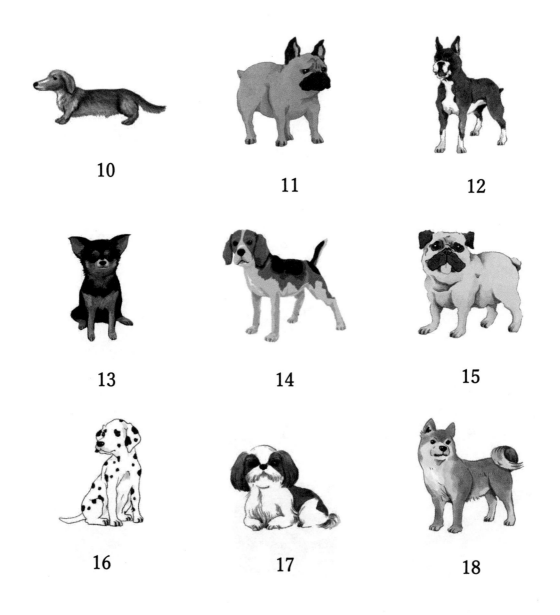

10

11

12

13

14

15

16

17

18

※ 犬に興味があるかないかで大きな違いがでます。犬に興味のない人は
パスしてもかまいません。

【4日目】

記憶力トレーニング
偉人の名言

福沢諭吉とアメリカのリンカーン大統領の名言を載せます。
空白部分を思い起こして埋めてください。

● 学問のすゝめ　　　（福沢諭吉）

　天は［　　　　　　　　　　　　　　　　　　　　　　］と言えり。
されば天より人を生ずるには、万人は万人皆同じ位にして、
生まれながら貴賤上下の差別なく、万物の霊たる身と心との働
きをもって天地の間にある万の物を資り、もって衣食住の用を
達し、自由自在、互いに人の妨げをなさずして各々安楽にこの
世を渡らしめ給うの趣意なり。

　されども今広くこの人間世界を見渡すに、かしこき人あり、
おろかなる人あり、貧しきもあり、富めるもあり、貴人もあり、
下人もありて、その有様雲と泥との相違あるに似たるは何ぞや、
その次第甚だ明らかなり。実語教に、人学ばざれば智なし、智
なき者は愚人なりとあり、されば賢人と愚人との別は、
［　　　　　　　　　　］由って出来るものなり。

【5日目】

● ゲチスバーグの記念碑除幕式にて　　　（リンカーン大統領）

　八十七年の昔、われわれの祖先は、この大陸に、自由から生まれた新国家を建設して、すべての人間は平等につくられたという主張をもって国是とした。いま、われわれは一大国内戦争をしているが、それは、このような国家が、はたして永続することができるかどうかの試練である。われわれは、この戦争の一大戦場に集まっている。われわれは、この国家を生かさんがために、ここで命を捨てた人びとの最後の安息所として、この戦場の一部をささげるために集まったのである。

　世界は、われわれがここで話すことを、ほとんど注意しないであろうし、またながく記憶しないかもしれない。しかし、彼ら勇士がここで何をしたかを忘れることは、断じてできない。
　われわれは、これら名誉の戦死者が奉公のかぎりをつくした目的にたいして、われわれの奉公の念をいよいよ高めねばならない。すなわち、これらの戦死者を犬死にさせないように。この国に神の加護により新しい自由が生まれるように。

　　[　　　　　　　　　　　　　　　　　　　　]、この地上から滅びることはないであろう。

※　これはあなたの記憶力、認知力をテストするものではありません。学習や興味の程度によって差がでてきます。気にすることなく楽しんでトレーニングしてください。

【5日目】

認知力トレーニング
場所を認知する

日本の地名をお答えください。

① 日本三大歓楽街のひとつ"すすきの"といえば、何市？

② 房総半島にある犬吠埼灯台があるのは、何市？

③ 「アンコ椿」で知られる島の名は？

④ 梅の生産量日本一、何県？

⑤ 別府温泉がある地は、何県？

⑥ 原生的なブナ天然林が世界最大級の規模で分布、何地？

⑦ 牛タン、ずんだ、笹かまぼこで有名、何市？

⑧ 深谷ネギ、秩父夜祭、長瀞が知られています、何県？

⑨ 佐野ラーメン、足尾銅山、日光東照宮といえば、何県？

⑩ 秋保温泉、松島、鳴子こけしで有名、何県？

【6日目】

場所を認知する

⑪　りんごの代表的な産地と言えば？

⑫　黒糖の生産量日本一と言えば？

⑬　桃太郎伝説にまつわる遺跡や神社がある地は、何県？

⑭　真田幸村の城のある街といえば、何市？

⑮　利尻島、礼文島を近くに展望できる北海道の地は、何市？

⑯　縄文杉でよく知られている島です、何島？

⑰　昔、薩摩藩が治めていた地、今は何県？

⑱　兼六園、輪島の朝市、加賀野菜、何県？

⑲　水沢うどん、下仁田ネギ、赤城山といえば、何県？

⑳　オシンコシンの滝、カムイワッカ湯の滝で有名、何半島？

※　これはあなたの認知力をテストするものではありません。
わからないところ、忘れているところがあって当たり前です。気にすることなく楽しんでトレーニングしてください。

【6日目】

記憶力トレーニング
懐かしの映画

映画のタイトルから出演者を思い出してください。

1　金色夜叉

1932年（昭和7年）　監督 野村芳亭

尾崎紅葉の小説を映画化。時代劇の林長次郎が貫一を演じ、美男美女の主演で、劇場は早朝より大入りを続けた作品。

主演女優は誰でしょう？

2　男はつらいよ　旅と女と寅次郎

1983年（昭和58年）　監督 山田洋二

旅先の佐渡島への港で、失踪中の演歌歌手と出会い、彼女と二人で佐渡への旅を楽しむ。

演歌歌手は誰ですか？

3　二十四の瞳

1954年（昭和29年）　監督 木下恵介

大石先生は新任の女教師としての小豆島の分教場に赴任します。12人の生徒たちの苦難と悲劇を通して、長く苦しい時代を描いた心温まる作品です。

大石先生を演じた女優は誰ですか？

【7日目】

懐かしの映画

4　八甲田山

1977年（昭和52年）　監督 森谷司郎

新田次郎の原作を映画化。青森の連隊が雪中行軍の演習中に遭難し、210名中199名が死亡した事件を題材にした作品。雪中行軍隊の指揮官の一人は高倉健が演じています。
もう一人の指揮官を演じた俳優は誰でしょう？

5　幸福の黄色いハンカチ

1977年（昭和52年）　監督 山田洋二

刑期を終えた男が行きずりの若者二人と一緒に夕張の妻のもとに向かう物語です。黄色いハンカチは映画のラストシーンに現れます。主演俳優は高倉健ですが、主演女優誰ですか？

6　ローマの休日

1954年　監督 ウィリアム・ワイラー

ある小国の王女アンは滞在中のローマの大使館を脱出。街で出会った新聞記者ジョーと一日を楽しく過ごすラブストーリー。　主演男優は誰ですか？

※これはあなたの記憶力、認知力をテストするものではありません。映画への興味の程度によって大きく差がでてきます。気にすることなく楽しんでトレーニングしてください。

【7日目】

認知力トレーニング
日本の記念日

日本には様々な記念日があります。下記の記念日の名称は何というのでしょうか？

① 1995年（平成7年）に制定され、現在は7月の第3月曜日がその日です。海洋国日本の繁栄を願うことを趣旨としています。何という記念日でしょうか？

② 健康で活力ある社会の実現を願うことを趣旨として制定されました。当初は東京オリンピックが開かれた10月10日を「体育の日」としていましたが、現在は移動祝日となり、名称も改められました。何という記念日でしょうか？

③ 昭和23年に、自然をたたえ、生物をいつくしむことを趣旨として制定されました。3月20日から3月21日ごろのいずれか1日。何という記念日でしょうか？

④ 自然に親しむとともに、その恩恵に感謝し、豊かな心を育むことを趣旨として、ゴールデンウィークの一角に制定されました。何という記念日でしょうか？

⑤ 1年で最後の祝日です。生産を祝い、国民がたがいに感謝しあうことが趣旨です。日にちと名称をお答えください。

【8日目】

日本の記念日

⑥　国を愛する心を養うという趣旨で制定された日です。日本神話をもとに紀元節と同じ日にされました。。

名称と月日をお答えください。

⑦　11月3日です。何の日でしょうか？

⑧　世界各地で開催される労働者の祭典です。世界各地では祝日となっていますが、日本では祝日になっていません。勤労感謝の日があるからと言われています。

名称と月日をお答えください。

⑨　8月6日と8月9日は平和祈念式典が執り行われます。日本にとっては忘れがたい大切な日です。

何が起こった日でしょうか？

⑩　国の成長を期するという願いが込められた日で、ゴールデンウイークの中の祝日です。改正を巡っていろいろ、改憲派、護憲派の議論が絶えない日です。

何の日でしょうか？

※　これはあなたの記憶力、認知力をテストするものではありません。わからないところ、忘れているところがあって当たり前です。気にすることなく楽しんでトレーニングしてください。

【8日目】

認知力トレーニング
県庁所在地

県庁所在地の特徴を書いています。どこかおわかりですか？

① 千年の都とも呼ばれる日本の古都です。金閣寺、銀閣寺、清水寺など世界に誇る観光都市でもあります
　県名と市の名前をお答えください。

② 伝統工芸品こけし発祥地として、また名所でもある花見山公園もよく知られています。桃の産地でもあります。
　県名と市の名前をお答えください。

③ 平和都市として世界的に知名度があります。牡蠣やもみじ饅頭でよく知られ、近年ではお好み焼きも代表的な名物です。
　県名と市の名前をお答えください。

④ 越前ガニやへしこ、ソースカツ丼などの食べ物がよく知られています。眼鏡の産地でもあります。
　県名と市の名前をお答えください。

⑤ 盆栽で世界的に知られています。鉄道博物館やスーパーアリーナも多くの人に利用されています。
　県名と市の名前をお答えください。

【9日目】

県庁所在地

⑥　商都として発展した街です。食いだおれの街としても知られ、たこやきなど美味しいものを目当ての観光客の多い街です。　県名と市の名前をお答えください。

⑦　お茶の産地として、また桜エビ、わさびなどがよく知られています。富士山をバックにかかえている街です。
県名と市の名前をお答えください。

⑧　阿波踊り発祥の街として有名です。平均気温は全国平均より暖かく、温暖な気候で、海あり、山あり，川ありの自然に溢れた街が特色です。
県名と市の名前をお答えください。

⑨　水道のすべてを天然地下水でまかなう世界でもめずらしい地下水都市です。くまモンのマスコットもよく知られています。　県名と市の名前をお答えください。

⑩　さくらんぼで有名ですし、芋煮会でもよく知られています。
県名と市の名前をお答えください。

※　これはあなたの記憶力、認知力をテストするものではありません。わからないところ、忘れているところがあって当たり前です。気にすることなく楽しんでトレーニングしてください。

【9日目】

認知力トレーニング
歴史的な建物

歴史的な建造物を書いています。日本と世界の有名な建物です。

① 　外国からの国賓を迎える施設です。会食や宿泊、晩餐会が行われます。日本に２か所あり、一つは赤坂離宮と呼ばれています。　何という名称の建造物でしょうか？

② 　長崎市にあるカトリックの教会堂です。日本に現存するキリスト教の建物としては最古です。
何という名称の建造物でしょうか？

③ 　埼玉県川越市の蔵造りの街並みに建てられています。3層構造の塔で、高さは16メートル、川越市の観光のシンボルになっています。
何という名称の建造物でしょうか？

④ 　吉田松陰がこの建物で指導した時期の塾生の中から、幕末より明治にかけて日本を主導した指導者をたくさん輩出しています。江戸時代の末期に現在の山口県萩市に存在した塾です。　何という名称の建造物でしょうか？

【10日目】

歴史的な建物

⑤　柔道家加納治五郎によって創設された柔道の総本山です。世界各国から毎日たくさんの柔道愛好家が集まり、稽古に励んでいます。　何という名称の建造物でしょうか？

⑥　730年に建立された、古都奈良を象徴する塔。5回の焼失・再建を経て、奈良時代の特徴を随所に残し現在に至っています。　何という名称の建造物でしょうか？

⑦　幕末の時代にイギリスの商人が長崎に建てた木造平屋の建物です。日本に現存する木造洋館としては最古のもので、建て主の夫人はツルという名の日本人です。
何という名称の建造物でしょうか？

⑧　明治6年に開業した、現存する日本最古のクラシックホテルです。アインシュタイン博士やヘレン・ケラーも滞在しています。　何という名称の建造物でしょうか？

⑨　駅構内には戦前から使用されている洗面所、上水道などが残っているレトロな駅舎で、重要文化財に指定されている駅です。　何という名称の建造物でしょうか？

※これはあなたの記憶力、認知力をテストするものではありません。
学習の程度、興味の程度によって大きく差がでてきます。気にすることなく楽しんでトレーニングしてください。

【10日目】

記憶力トレーニング
歌詞を思い出す

歌はその時代の印象が、それぞれの人に記憶されています。
次の歌の空白部分を思い起こして埋めてください。

● **お富さん** （昭和29年）
粋な黒塀　見越しの松に　仇な姿の　洗い髪　[　　　　　　　　　]
お富さん　生きていたとは　お釈迦様でも　知らぬ仏の
お富さん　[　　　　　　　　　　]

● **君恋し** （昭和4年）
宵闇せまれば　悩みは涯なし　みだるる心に　うつるは誰が影
君恋し　[　　　　　　　　]　涙はあふれて　今宵も更け行く

● **雪の降る街を** （昭和28年）
雪の降る街を　雪の降る街を　　思い出だけが通りすぎてゆく
雪の降る街を　　[　　　　　　　　　　　]　この思い出を
この思い出を　いつの日かつつまん　　温かき幸せのほほえみ

● **北上夜曲** （昭和36年）
匂い優しい　白百合の　　[　　　　　　　　　　]　あの瞳
想い出すのは　想い出すのは　　北上河原の　月の夜

【11日目】

歌詞を思い出す

● 小指の思い出　（昭和42年）

［　　　　　　　　　　　　　］　小指が痛い　　昨日の夜の　小指が痛い
そっと唇　おしあてて　　　　あなたのことを　しのんでみるの
私をどうぞ　ひとりにしてね　　　　昨日の夜の　小指が痛い

● 月の法善寺横丁　（昭和35年）

包丁一本　さらしに巻いて　　　　旅に出るのも　板場の修業
待っててこいさん　哀しいだろうが　　［　　　　　　　　　　　　　］
想い出にじむ　法善寺　　月も未練な　十三夜

● 大利根月夜　（昭和14年）

あれをご覧と指さす方に　　　　利根の流れをながれ月
昔笑うてながめた月も　　　［　　　　　　　　　　　　　　　　　］

● 耳をすましてごらん　（昭和47年）

耳をすましてごらん　　　　あれははるかな　海のとどろき
めぐり逢い　見つめあい　　　［　　　　　　　　　　　　　］
生きるの　強く　ひとりではないから

※　これはあなたの記憶力、認知力をテストするものではありません。
わからないところ、忘れているところがあって当たり前です。気にすることなく楽しんでトレーニングしてください。

【11日目】

認知力トレーニング
語句の意味

次に掲げる語句の意味を考えてみましょう。

● 撤収

● 遺憾

● 滑稽

● 硬派

● 得も言われぬ

● 弥栄

● 月並み

● 腑に落ちない

● 締結

● 居丈高

● カリスマ

● 看過

● ダサい

● 乖離

※ これはあなたの記憶力、認知力をテストするものではありません。
学習や興味の程度によって大きく差がでてきます。頭を働かす練習です。

【12日目】

記憶力トレーニング
何をした人（昭和で活躍した人）

次に掲げる人は何をした人でしょうか？

- 田中絹代
- 朝永振一郎
- 湯川秀樹
- 橋田寿賀子
- 宇野重吉
- 松田優作
- 池波正太郎
- 幸田文
- 本田宗一郎
- ハナ肇

- 岸田劉生
- 向田邦子
- 石坂洋次郎
- トニー谷
- 牧野富太郎
- 開高健
- 藤山寛美
- 井上靖
- 長谷川町子
- ユリ・ゲラー

【13日目】

何をした人（昭和で活躍した人）

- 渡辺はま子
- 桑野通子
- 竹村健一
- 山本寛斎
- 衣笠祥雄
- 樹木希林
- 吉田正
- 小島功
- 横山隆一
- 田端義夫

- 金田一春彦
- 田辺聖子
- 中曽根康弘
- 井上ひさし
- 浅利慶太
- 堺屋太一
- 斉藤仁
- 原節子
- 小林カツ代
- 米長邦雄

※　これはあなたの記憶力、認知力をテストするものではありません。わからないところ、忘れているところがあって当たり前です。気にすることなく楽しんでトレーニングしてください。

【13日目】

記憶力トレーニング
テレビドラマ

テレビで放映されたドラマを紹介します。タイトルを思い出してください。

① 昭和58年に放送が始まり、世界的にヒットした、小林綾子主演の NHK の朝ドラです。丁稚に出る幼い女の子が、最上川をいかだで下るシーンは名場面として思い出されます。
ドラマのタイトルをお答えください。

② 平成2年から TBS 系で放送された連続ドラマです。橋田寿賀子の作品を山岡久乃、泉ピン子たちが演じています。それぞれの家族の暮らしを描く家庭ドラマです。
ドラマのタイトルをお答えください。

③ 実話を基にした穂積隆信の体験記を昭和58年にテレビドラマ化したものです。ある日突然不良少女となった娘さんとの200日間の葛藤を描いた作品です。
ドラマのタイトルをお答えください。

④ 平成22年、松下奈緒さんが演じる、漫画家水木しげるさんの妻をモデルにした NHK の朝ドラです。
ドラマのタイトルをお答えください。

【14日目】

テレビドラマ

⑤　昭和56年、北海道富良野を舞台に、田中邦衛を主演とした、倉本聡の作品をフジテレビ系で放送開始。8編のドラマスペシャルが平成14年まで続いた。
　ドラマのタイトルをお答えください。

⑥　平成23年放送の小篠綾子（デザイナー・コシノ三姉妹の母）をモデルにしたNHKの朝ドラです。大阪岸和田を舞台にした、洋裁の道へ突き進む小原糸子（尾野真千子、夏木マリ）の物語。
ドラマのタイトルをお答えください。

⑦　昭和49年に日本テレビ系列で放送された、石立鉄男主演のドラマです。下町の水道屋さんを舞台にした作品です。
　ドラマのタイトルをお答えください。

⑧　昭和58年にTBS系列で放送された連続テレビです。不倫を題材にしていて主な出演者は、古谷一行、いしだあゆみ、小川知子、竜雷太です。東急田園都市線沿線のおしゃれな暮らしぶりが話題となりました。
　ドラマのタイトルをお答えください。

※これはあなたの記憶力、認知力をテストするものではありません。
　興味の程度によって大きく差がでてきます。気にすることなく楽しんでトレーニングしてください。

記憶力トレーニング
漢字の読み方

漢字は使わなければ次第に忘れていきます。次の漢字の正しい読み方をお答えください。

1 容赦しない　　　　　　　　　　（　　　　　　　）

2 譲歩できません　　　　　　　　（　　　　　　　）

3 あにひとに嫉妬した　　　　　　（　　　　　　　）

4 あのひとは横柄だ　　　　　　　（　　　　　　　）

5 和睦をしたい　　　　　　　　　（　　　　　　　）

6 野次馬がいっぱいいた　　　　　（　　　　　　　）

7 たぐい稀なひと　　　　　　　　（　　　　　　　）

8 焼酎をのみたい　　　　　　　　（　　　　　　　）

9 じっくりと観察する　　　　　　（　　　　　　　）

10 これはあなた次第です　　　　　（　　　　　　　）

11 とどけでが受理されました　　　（　　　　　　　）

12 手帳にメモする　　　　　　　　（　　　　　　　）

13 でかけることを自粛した　　　　（　　　　　　　）

14 干渉しないでください　　　　　（　　　　　　　）

15 これはよく吟味されました　　　（　　　　　　　）

【15日目】

漢字の読み方

16　あそこの棚田がきれい　　　　　　　（　　　　　　　　）

17　あそこは紡績のまちでした　　　　　（　　　　　　　　）

18　サラリーマン川柳　　　　　　　　　（　　　　　　　　）

19　渓谷にいってみたい　　　　　　　　（　　　　　　　　）

20　決勝がおこなわれる　　　　　　　　（　　　　　　　　）

21　すてきな着物ですね　　　　　　　　（　　　　　　　　）

22　じっくりと研究をしたい　　　　　　（　　　　　　　　）

23　間隙をつく　　　　　　　　　　　　（　　　　　　　　）

24　これは頑丈ですね　　　　　　　　　（　　　　　　　　）

25　安逸をむさぼる　　　　　　　　　　（　　　　　　　　）

26　ここで出番をまつ　　　　　　　　　（　　　　　　　　）

27　昭和がなつかしい　　　　　　　　　（　　　　　　　　）

28　それは丁度よかった　　　　　　　　（　　　　　　　　）

29　スポーツの練習　　　　　　　　　　（　　　　　　　　）

30　批判されてくやしい　　　　　　　　（　　　　　　　　）

※　これはあなたの記憶力、認知力をテストするものではありません。
わからないところ、忘れているところがあって当たり前です。気にすることなく楽しんでトレーニングしてください。

【15日目】

認知力トレーニング
日本の神社仏閣

日本の有名な神社とお寺です。どこかお考えください。

① 飛鳥時代に今の隅田川で漁をしていた兄弟の網に仏像がかかった。これが本尊の聖観音像です。秘仏とされているため、その実体は明らかではありません。この寺の表参道入口の雷門はよく知られています。　寺院の名称をお答えください。

② 平清盛が後白河上皇のために建立したお寺です。本尊は千手観音で建物の正式名称は蓮華王院という名称ですが、南北にのびるお堂内陣の柱間が三十三もあるということから通称は別名で呼ばれています。　寺院の名称をお答えください。

③ 全国に約3万社あるといわれる稲荷神社の総本社です。初詣では近畿地方の社寺で最多の参拝者を集めます。五穀豊穣を司る神様でしたが、現在は商売繁盛、家内安全などの守護神として信仰されています。　神社の名称をお答えください。

④ 鎌倉時代、道元が開いた、福井県にある曹洞宗の大本山です。座禅のお寺としてよく知られ宿泊施設も整っています。
寺院の名称をお答えください。

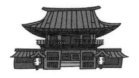

【16日目】

日本の神社仏閣

① 　神奈川県鎌倉にある、源頼朝ゆかりの神社としてよく知られている神社です。源氏の守り神として創建されました。
神社の名称をお答えください。

⑥ 　山形県にあり、通称「山寺」として知られています。松尾芭蕉が訪れ「閑さや巌にしみ入る蝉の声」と詠んでいます。
寺院の名称をお答えください。

⑦ 　東京都文京区にある学問の神様として知られている天満宮です。受験シーズンには多くの人が合格祈願に訪れますが、普段でも修学旅行の学生らで非常ににぎわっています。
神社の名称をお答えください。

⑧ 　長野県の諏訪湖周辺にある神社で、上社、下社に分かれています。創建は古く、古事記に記載されている社です。また7年に一度行われる御柱大祭が有名で、樅を山から切り出し、各社殿の四方に建てて神木とする勇壮な祭りです。
神社の名称をお答えください。

※ 　これはあなたの記憶力、認知力をテストするものではありません。学習の程度、興味の程度によって大きく差がでてきます。気にすることなく楽しんでトレーニングしてください。

【16日目】

記憶力トレーニング
懐かしの映画

映画のタイトルから出演者を思い出してください。

1 キューポラのある街

1962年（昭和37年）　監督 浦山桐郎

鋳物工場の溶解炉（キューポラ）がたくさん見られる埼玉県の川口を舞台にしたドラマ。鋳物職人の娘が主人公です。娘役のジュンを演じたのは誰でしょう？

2 伊豆の踊子

1974年（昭和49年）　監督 西河克己

川端康成の実体験を元にした作品で、6作目の映画です。三浦友和と共演し、旅芸人の踊り子役で初々しい魅力を出しています。　踊り子役を演じた人は誰でしょう？

3 赤ひげ

1965年（昭和40年）　監督 黒澤明

小石川養生所を舞台に、貧しく病む者と懸命に治療する医者との物語。所長の赤ひげ（三船敏郎）と若い医師との師弟の物語を通して、貧しいなかで生きる人々の温かい人間愛を描いた作品です。　若い医師を演じた俳優は誰でしょう

【17日目】

懐かしの映画

4 愛と死を見つめて

1964年（昭和39年）　監督 斎藤武市

大学生の高野は、入院先の病院で清純な道子（吉永小百合）に出会い、二人の純愛がはじまる。しかし、道子は難病で・・。高野役の男優は誰でしょう？

5 天国と地獄

1963年（昭和38年）　監督 黒澤明

三船敏郎主演の身代金誘拐のサスペンス映画。特急列車を利用した現金受け渡しのシーンが見どころ。

犯人役を演じた人は誰でしょう？

6 人間の條件

1959年（昭和34年）　監督 小林正樹

五味川純平の小説を映画化。主人公の梶を通して戦争における人間性を描いた3部作で、当時の多くの俳優、女優が出演した大作です。過酷な満州大陸でのドラマです。

主演男優は誰でしょう？

※　これはあなたの記憶力、認知力をテストするものではありません。わからないところ、忘れているところがあって当たり前です。気にすることなく楽しんでトレーニングしてください。

【17日目】

認知力トレーニング
時（時間）を認知する

時代の流れの中の時（時間）を正確に認知しているのは難しいですね。自分の人生の時期と重ね合わせておよその時間、年代が理解できれば正解です。

1　縄文時代は今からおよそ何年昔ですか？

2　聖徳太子は何時代の人ですか？

3　源頼朝は何時代の人ですか？

4　広島に原爆が落とされたのは昭和何年？

5　午前9時半から5時間後は何時ですか？

6　東日本大震災は平成何年？

7　新型コロナウイルス感染症が始まった年は？

8　正田美智子さんが皇太子と結婚、あなたは何歳ごろ？

9　柏鵬時代はあなたの何歳ごろでしたか？

10　明治時代の前は何時代？

【18日目】

記憶力トレーニング
スポーツ選手 何の競技

次にスポーツで活躍した人の名前を掲げます。何のスポーツで活躍したのでしょうか？

- 有森裕子
- 中田久美
- 双葉山
- 小谷実可子
- 具志堅幸司
- ラモス瑠偉
- 伊藤みどり
- 入江陵介
- 古橋廣之進

- ペレ
- 掛布雅之
- 為末大
- 藤武
- 斉藤仁
- 上村愛子
- 笠谷幸生
- 亀田興毅
- 織田幹雄

【19日目】

スポーツ選手 何の競技

- ベッカム
- 中澤祐二
- 葛西紀明
- 三宅宏実
- 竹本正男
- イ・ボミ
- 瀬戸大也
- 井岡一翔
- 谷風

- 北島康介
- 稲尾和久
- 荒川静香
- 高梨沙羅
- 龍虎
- 白井貴子
- 具志堅用高
- 中村俊輔
- 金栗四三

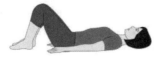

※　これはあなたの記憶力、認知力をテストするものではありません。興味の程度によって差が出ます。頭を働かす練習です。

【19日目】

認知力トレーニング
湖、河川の名前

湖と河川の特徴を説明しています。名称をお考えください。

① 岐阜県郡上市の大日ケ岳を源流とし、三重県を経て伊勢湾に注ぐ川です。鵜飼でも有名ですし、春日八郎、野口五郎、五木ひろしなどにも歌われている川です。
川の名称をお答えください。

② 山梨県、東京都、神奈川県を流れて東京湾へ注ぎます。上流には小河内ダムがあり、東京都の水がめになっています。下流には読売ジャイアンツ球場があります。
川の名称をお答えください。

③ 岐阜県高山市、乗鞍岳南麓を水源とし、美濃加茂市で木曽川と合流します。高山本線は、この川に沿って走っており、鉄道の撮影スポットとしてよく知られています。
川の名称をお答えください。

④ 秋田県仙北市にある淡水湖。この湖の見どころは、息をのむほど美しい瑠璃色の湖面です。この湖のほとりには、伝説の辰子像があります。　湖の名称をお答えください。

【20日目】

湖、河川の名前

⑤　北海道東部、釧路市北部にあり、湖の中には島が4つ、自然の恵み豊かな湖です。天然記念物のまりもが生息しています。湖の名称をお答えください。

⑥　東北地方では最大の河川で、岩手県中央部を北から南に流れ宮城県の石巻方面に向かう一級河川です。ダークダックス等多くの歌手に歌われた川です。
川の名称をお答えください。

⑦　滋賀県の近江盆地に位置する日本最大で日本最古の湖です。近畿圏の大切な水資源であり、生活や産業に欠かすことのできない湖です。また滋賀県の大切な観光拠点となっています。
湖の名称をお答えください。

⑧　南アルプスの山岳地帯を下る川で、古くから水量の多い河川でした。そのため箱根馬子唄で「箱根八里は馬でも越すが、越すに越されぬ○○川」と唄われています。
川の名称をお答えください。

※これはあなたの記憶力、認知力をテストするものではありません。
学習や興味の程度によって大きく差がでてきます。気にすることなく楽しんでトレーニングしてください。

【20日目】

記憶力・認知力トレーニング

回答編（1ヶ月目）

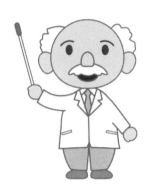

　記憶力や認知力は、出された問題への興味、関心や学んだ経験などによって答えに大きく差がでてきます。

　ここに出されたトレーニングは、あなたの記憶力や認知力の能力を調べるものではありません。頭を働かせるためのトレーニングですので、結果はあまり気にする必要はありません。

【1ヶ月目】

§ 1日目　歌詞を思い出す

カチューシャの唄	［せめて淡雪］
アラビアの唄	［砂漠に日が落ちて］
丘を越えて	［鳴るは胸の血潮よ］
黒百合の花	［二人はいつか］
青い山脈	［きょうもわれらの］［夢を呼ぶ］
赤胴鈴之助	［剣をとっては］
有楽町で逢いましょう	［ビルのほとりのティールーム］
赤いハンカチ	［怨みに濡れた］
知床旅情	［はまなすの咲くころ］

§ 2日目　歴史上の人物

1の答	卑弥呼	2の答	源頼朝
3の答	聖徳太子	4の答	紫式部
5の答	武田信玄	6の答	近松門左衛門
7の答	伊能忠敬	8の答	アインシュタイン
9の答	田部井淳子	10の答	宮本武蔵

§ 3日目　日本の漫画家

1の答　長谷川町子　　　　2の答　水木しげる
3の答　池田理代子　　　　4の答　白土三平
5の答　田河水泡　　　　　6の答　赤胴鈴之助
7の答　いなかっぺ大将　　8の答　ひみつのアッコちゃん
9の答　クレヨンしんちゃん　10の答　鉄人28号

§ 4日目　食べ物の名前

1の答　　いなり寿司　　　　2の答　　たこやき
3の答　　うな重　　　　　　4の答　　ドーナツ
5の答　　ざるソバ　　　　　6の答　　ピザ
7の答　　たいやき　　　　　8の答　　ステーキ
9の答　　サンドイッチ　　　10の答　ホットドッグ
11の答　太巻き　　　　　　12の答　天ぷらうどん
13の答　ちらし寿司　　　　14の答　焼き鳥
15の答　アメリカンドッグ　16の答　パスタ
17の答　軍艦巻き　　　　　18の答　肉まん
19の答　ハンバーガー　　　20の答　フランクフルト
21の答　ホットケーキ

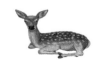

§ 5日目　詩を思い出す

● 初恋　　　　　林檎をわれにあたへしは
　　　　　　　　その髪の毛にかかるとき
　　　　　　　　誰（た）が踏（ふ）みそめしかたみぞと
● 小景異情　　　そして悲しくうたふもの
　　　　　　　　ひとり都のゆふぐれに
● 雨にも負けず　雪にも夏の暑さにもまけぬ
　　　　　　　　東に病気のこどもあれば
　　　　　　　　みんなにでくのぼーとよばれ
● からたちの花　白い白い花が咲いたよ
　　　　　　　　白い白い花が咲いたよ
● 君死にたまふことなかれ
　　　　　　　　親のなさけは勝りしも

§ 6日目　場所を認知する

1の答　　富山県　　　　　　2の答　　　佐賀県
3の答　　島根県　　　　　　4の答　　　群馬県嬬恋村
5の答　　福岡県　　　　　　6の答　　　京都府
7の答　　愛媛県　　　　　　8の答　　　宇都宮市　浜松市
9の答　　小田原市　　　　　10の答　　　熊本県
11の答　　伊豆の大島　　　　12の答　　　栃木県

13の答	岩手県	14の答	岐阜県
15の答	香川県	16の答	三重県
17の答	鳥取県	18の答	長野県
19の答	千葉県八街市	20の答	山形県

§ 7日目　懐かしの映画

1の答	原節子	2の答	志村喬
3の答	高倉健	4の答	京マチ子
5の答	長門裕之	6の答	菅原文太
7の答	高峰秀子		

§ 8日目　日本の行事

1の答	節分	2月3日
2の答	エイプリルフール	4月1日
3の答	七夕	7月7日
4の答	端午の節句	5月5日
5の答	どんど焼き	1月15日
6の答	バレンタインデー	2月14日
7の答	母の日	
8の答	お盆	
9の答	冬至	
10の答	ハロウィン	10月31日

§ 9日目　県庁所在地

1の答	鹿児島県 鹿児島市
2の答	島根県 松江市
3の答	宮城県 仙台市
4の答	石川県 金沢市
5の答	岩手県 盛岡市
6の答	三重県 津市
7の答	茨城県 水戸市
8の答	山梨県 甲府市
9の答	青森県 青森市
10の答	愛媛県 松山市

§ 10日目　歴史的な建物

1の答	札幌市時計台	2の答	首里城
3の答	桂離宮	4の答	富岡製糸場
5の答	東京駅	6の答	姫路城
7の答	錦帯橋	8の答	奈良井宿

§ 11日目　歌詞を思い出す

島育ち	［加那も年頃］［加那も年頃］
星の流れに	［荒む心で］
赤城の子守歌	［泣いちゃいけない］

いい日旅立ち　　　　　　　　［帰らぬ人達］
いつでも夢を　　　　　　　　［あの娘はいつも歌ってる］
湖畔の宿　　　　　　　　　　［胸の痛みにたえかねて］
酒は涙かため息か　　　　　　［夜毎の夢の］
くちなしの花　　　　　　　　［旅路のはてまで］

§ 12日目　語句の意味

ご法度　　　　　一般に禁じられていること
普請　　　　　　家を建築したり修理したりすること
菩提寺　　　　　先祖代々のお墓のあるお寺のこと
人足　　　　　　荷物の運搬や普請などの力仕事に従事する人
風情　　　　　　独特の趣。味わい。また単に、けはい
奇特な人　　　　行いや心がけがまれに見るほど優れている人
おっとり刀　　　なんとか間に合うこと。慌てて出かけるさま
天地無用　　　　上下をさかさまにしてはならないという意味
二つ返事　　　　「はい、はい」と、すぐに承知すること
色をなす　　　　怒って顔色をかえること
背に腹は変えられない　　本当に大切なものを守るためには
　　　　　　　　他の何かを犠牲にしてもやむを得ないこと
言質をとる　　あとで証拠になる言葉を相手から引き出す
やぶさかでない　　　何かをする努力をためらわない，
　　　　　　　　喜んで何かをする，ということ
切り口上　　　形式ばった、堅苦しい言い方をしたとき

§ 13日目　何をした人（昭和で活躍した人）

吉川英治	小説家
渋沢栄一	実業家
江戸川乱歩	推理小説家
川島芳子	清朝の皇族であり、日本軍のスパイ
小津安二郎	映画監督
棟方志功	板画家
太宰治	小説家
盛田昭夫	ソニー創業者
坂本九	歌手
三島由紀夫	小説家
武者小路実篤	小説家・詩人・劇作家・画家
市川崑	映画監督
尾崎豊	シンガーソングライター
水原茂	プロ野球選手・監督
山下清	画家
いわさきちひろ	絵本作家
岡田有希子	アイドル歌手
草野心平	詩人
春日八郎	演歌歌手
糸川英夫	ロケット博士

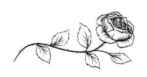

村田兆治	プロ野球選手
山本五十六	海軍大将
北林谷栄	女優
なかにし礼	作詞家
岩谷時子	作詞家
野坂昭如	小説家
樺美智子	安保闘争の犠牲者
ムッシュかまやつ	ミュージシャン
水木しげる	漫画家
杉原千畝	外交官
小野田寛郎	戦後29年目に帰還した軍人
土井たか子	政治家
城山三郎	小説家
ミヤコ蝶々	漫才師
高田好胤	薬師寺の元管主
市川右太衛門	映画俳優
沢村貞子	女優
井上靖	小説家
菊田一夫	劇作家
藤山寛美	喜劇役者

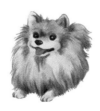

§ 14日目　日本の庭園

1の答	偕楽園	2の答	万博記念公園
3の答	龍安寺	4の答	足立美術館
5の答	銀閣寺	6の答	岡山後楽園
7の答	栗林公園	8の答	兼六園

§ 15日目　漢字の読み方

1の答	さすが	2の答	なつかしい
3の答	すいこう	4の答	かんどう
5の答	じょうけん	6の答	そんたく
7の答	ぼうけん	8の答	たっせい
9の答	もくひょう	10の答	かぼちゃ
11の答	しつぼう	12の答	かずかず
13の答	めんどう	14の答	ひょうか
15の答	きれい	16の答	すうき
17の答	なじみ	18の答	ひる
19の答	くちぶえ	20の答	せいせき
21の答	ちこく	22の答	ばくげき
23の答	ながめ	24の答	は
25の答	かんわ	26の答	かんぱい
27の答	たわむ	28の答	かいたく
29の答	おそ	30の答	あつか

§ 16日目　日本の神社仏閣

1の答	銀閣寺	2の答	出雲大社
3の答	太宰府天満宮	4の答	明月院
5の答	興福寺	6の答	靖国神社
7の答	中尊寺	8の答	塩釜神社
9の答	法隆寺		

§ 17日目　懐かしの映画

1の答	岸恵子	2の答	京マチ子
3の答	三船敏郎	4の答	風間杜夫
5の答	高倉健	6の答	北原三枝

§ 18日目　時を認知する

1の答	昭和20年	2の答	平成
3の答	昭和40年代	4の答	昭和57年
5の答	午前8時半	6の答	昭和33年
7の答	昭和42年	8の答	昭和39年
9の答	平成30年	10の答	昭和40年代

※年代を覚えているのは難しいですね。およその答で正解です。

§ 19日目　スポーツ選手　何の競技？

石川佳純	卓球	大鵬幸喜	大相撲
青木功	ゴルフ	沢村栄治	プロ野球

133

千代の富士	大相撲	ジーコ	サッカー
竹本正男	体操	伊達公子	テニス
河西昌枝	バレーボール	キム・ヨナ	フィギュア
藤波辰巳	プロレス	ガッツ石松	ボクシング
アベベ	マラソン	渋野日向子	ゴルフ
岩崎恭子	水泳	古賀稔彦	柔道
太田幸司	プロ野球	三浦知良	サッカー
輪島功一	ボクシング	野茂英雄	プロ野球
福原愛	卓球	五郎丸歩	ラグビー
前畑秀子	水泳	ゴン中山	サッカー
塚原直也	体操	浅田真央	フィギュア
吉葉山	大相撲	加納治五郎	柔道
円谷幸吉	マラソン	水原茂	プロ野球
小平奈緒	スピードスケート	杉原輝夫	ゴルフ
葛西紀明	スキージャンプ	坂口征二	プロレス
上野由岐子	ソフトボール	古賀沙理那	バレーボール

§ 20日目　湖、河川の名前

1の答	信濃川	2の答	芦ノ湖
3の答	四万十川	4の答	五色沼湖
5の答	十和田湖	6の答	天竜川
7の答	江の川	8の答	榛名湖

1ヶ月目のトレーニングはいかがでしたか？
簡単に思い出せるもの、楽に理解できたもの、なかなか思い出せなく、また全然回答が見つからなかったものなどいろいろあったと思います。

　これはあくまでも、懐かしく頭を働かせ、楽しみながら行うトレーニングです。自分に興味あるもの、学習したことのあるものなどで大きく個人差が出ます。

　この結果はあなたの能力を判定するものではありません。
ただ無理なく、できる範囲で、頭をはたらかせるためのトレーニングです。

　つづいて2ヶ月目をお楽しみください。

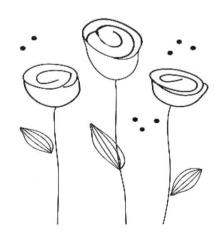

記憶力・認知力トレーニング

回答編（2ヶ月目）

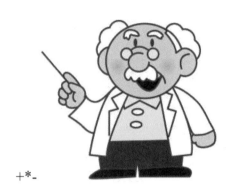

+*-

　記憶力や認知力は、出された問題への興味、関心や学んだ経験などによって答えに大きく差がでてきます。

　ここに出されたトレーニングは、あなたの記憶力や認知力の能力を調べるものではありません。頭を働かせるためのトレーニングですので、結果はあまり気にする必要はありません。

【2ヶ月目】

§ 1日目　歌詞を思い出す

道頓堀行進曲	[川面にあつまる]
別れの一本杉	[泣けた] [泣けた]
函館の人	[さかまく波を]
波浮の港	[明日の日和は]
影を慕いて	[つつめば燃ゆる]
赤いランプの終列車	[手をふる君は]
若者たち	[歯をくいしばり]
南国土佐を後にして	[都へきてから幾歳ぞ]
支那の夜	[上るジャンクの]

§ 2日目　歴史上の人物

1の答	福沢諭吉	2の答	トーマス・エジソン
3の答	楊貴妃	4の答	坂本龍馬
5の答	左甚五郎	6の答	上杉謙信
7の答	弘法大師	8の答	ナイチンゲール
9の答	勝海舟	10の答	ベートーヴェン

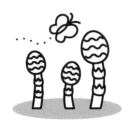

§ 3日目　日本の漫画

1の答	手塚治虫	2の答	加藤芳郎
3の答	小島功	4の答	横山光輝
5の答	オバケのQ太郎	6の答	宇宙戦艦ヤマト
7の答	ドカベン	8の答	ギャートルズ
9の答	巨人の星		

§ 4日目　動物の名前

1の答	ダチョウ	2の答	カメ
3の答	ハイエナ	4の答	カバ
5の答	ラクダ	6の答	シマウマ
7の答	パンダ	8の答	チーター
9の答	イノシシ	10の答	サイ
11の答	オカピ	12の答	ペンギン
13の答	オランウータン	14の答	豹
15の答	ニワトリ	16の答	水牛
17の答	ゴリラ	18の答	ワニ

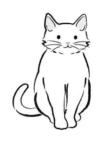

§ 5日目　詩を思い出す

● 星とたんぽぽ　　　　　　　　　昼のお星はめにみえぬ
　　　　　　　　　　　　　　　　　春のくるまでかくれてる

● 我を愛する歌　　　　　　　　　そして悲しくうたふもの
● 山のあなた　　　　　　　　　　山のあなたの空遠く
　　　　　　　　　　　　　　　　　幸い
　　　　　　　　　　　　　　　　　幸い

● 千曲川旅情の歌　　　　　　　　雲白く遊子悲しむ
　　　　　　　　　　　　　　　　　旅人の群れはいくつか
　　　　　　　　　　　　　　　　　草枕しばし慰む

● 智恵子抄　　　　　　　　　　　安達太良山

§ 6日目　場所を認知する

1の答	那覇市	2の答	栃木県
3の答	岩手県	4の答	青森県
5の答	群馬県	6の答	岐阜県
7の答	下北半島	8の答	盛岡市
9の答	山口県	10の答	宮崎県
11の答	富良野市	12の答	秋田県
13の答	新潟県	14の答	山梨県
15の答	長崎市	16の答	小豆島

17の答　　山梨県　　　　　　　　　18の答　　調布市

19の答　　葛飾区　　　　　　　　　20の答　　長崎市

§ 7日目　懐かしの映画

1の答　　吉永小百合　　　　　　　2の答　　太地喜和子

3の答　　宝田明　　　　　　　　　4の答　　原節子

5の答　　安井昌二　　　　　　　　6の答　　加藤剛

§ 8日目　日本の行事

1の答　　七五三　　　　　　　　　　　　　　　　11月15日

2の答　　雛祭り　　　　　　　　　　　　　　　　3月3日

3の答　　お正月　　　　　　　　　　　　　　　　1月1日

4の答　　ホワイトデー　　　　　　　　　　　　　3月14日

5の答　　重陽の節句　　　　　　　　　　　　　　9月9日

6の答　　ゴールデンウィーク

7の答　　お歳暮

8の答　　クリスマス　　　　　　　　　　　　　　12月24日

9の答　　成人式　　　　　　　　　　　　　　　　1月第2月曜日

10の答　　敬老の日　　　　　　　　　　　　　　9月第3月曜日

11の答　　十五夜　　　　　　　　　　　　　　　満月の日

§ 9日目　県庁所在地

1の答	岡山県	岡山市
2の答	群馬県	前橋市
3の答	沖縄県	那覇市
4の答	富山県	富山市
5の答	滋賀県	大津市
6の答	栃木県	宇都宮市
7の答	愛知県	名古屋市
8の答	高知県	高知市
9の答	佐賀県	佐賀市
10の答	鳥取県	鳥取市

§ 10日目　歴史的な建物

1の答	新国立競技場	2の答	富岡製糸場
3の答	京都御所	4の答	姫路城
5の答	黒部ダム	6の答	厳島神社
7の答	道後温泉本館	8の答	赤レンガ倉庫
9の答	東京タワー	10の答	足利学校

※ 1の答は「オリンピックスタジアム」でも正解です。

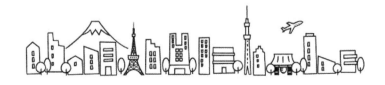

§ 11日目　歌詞を思い出す

船頭小唄	［どうせ二人は］
リンゴの唄	［リンゴは何にも　いわないけれど］
黒い花びら	［恋の悲しさ］
ここに幸あり	［君を頼りに］
星は何でも知っている	［その目に光る露のあと］
知りたくないの	［たとえこの私が］
真白き富士の根	［帰らぬ十二の］
上海帰りのリル	［だれかリルを知らないか］

§ 12日目　語句の意味

流石	素晴らしいなど褒めたり感心したりする言葉
居場所	自分が存在する場所、落ちつく場所
玉虫色	見方や立場によって色々に解釈できる表現
堅気	まともな職業に従事していること
丁稚	商家に年季奉公する幼少の者を指す
懐刀	護身用の小さい刀、腹心の部下
洒落	気質や言動が垢ぬけている
過労死	働き過ぎにより死亡すること
駄々	無理をいう、我儘をいう、すねる
示唆	それとなく知らせること
良妻賢母	よい妻・よい母と思われる理想的な女性

地団太	くやしがって足をふみならすこと
野暮	洗練されていない様
能書き	薬などの効能、自己宣伝の文句

§ 13日目　何をした人（昭和で活躍した人）

金子みすゞ	詩人	北原白秋	詩人
沢村栄治	プロ野球	菊池寛	小説家
東条英機	陸軍大将	上村松園	日本画家
林芙美子	小説家	土井晩翠	詩人
坂東妻三郎	歌舞伎俳優	御木本幸吉	真珠養殖
坂口安吾	小説家	野口雨情	詩人
高村光太郎	彫刻家	小林古径	日本画家
種田山頭火	俳人	松下幸之助	松下電器創業者
古川ロッパ	喜劇俳優	横山大観	日本画家
古橋廣之進	水泳選手	安井曾太郎	洋画家
赤木圭一郎	俳優	室生犀星	詩人
山田耕筰	作曲家	吉田茂	首相
円谷幸吉	マラソン選手	双葉山	大相撲力士
榎本健一	俳優	西條八十	詩人
金田一京助	言語学者	川端康成	小説家
浪花千栄子	女優	益田喜頓	俳優
今東光	小説家・僧侶	古賀政男	作曲家

大松博文	バレーボール監督	田宮二郎	俳優
市川房枝	婦人活動家	植村直己	冒険家
笠置シズ子	歌手	平尾誠二	ラグビー選手

§ 14日目　テレビドラマ

1の答	私は貝になりたい
2の答	時間ですよ
3の答	白い巨塔
4の答	水戸黄門
5の答	太陽にほえろ
6の答	寺内貫太郎一家
7の答	3年B組金八先生
8の答	おはなはん

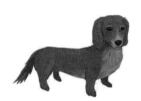

§ 15日目　漢字の読み方

1の答	そうぞう	2の答	しゃてき
3の答	せんもん	4の答	きゅういん
5の答	ほうとう	6の答	ずつう
7の答	いっそう	8の答	こしょう

9の答	ごいん	10の答	せつな
11の答	いきどおり	12の答	できあい
13の答	しょうそう	14の答	ようち
15の答	きもだめ	16の答	とうかつ
17の答	もうじゅう	18の答	やっかい
19の答	じょうき	20の答	かくしんてき
21の答	きちょう	22の答	きとく
23の答	いしゅく	24の答	おくめん
25の答	かぶき	26の答	ぞうきん
27の答	みぞう	28の答	ひゃく
29の答	にもつ	30の答	はんかがい

§ 16日目　日本の神社仏閣

1の答	伊勢神宮	2の答	平等院
3の答	善光寺	4の答	熱田神宮
5の答	金刀比羅宮	6の答	成田山不動尊
7の答	築地本願寺	8の答	大洗磯前神社
9の答	とげぬき地蔵		

§ 17日目　懐かしの映画

1の答	夏目雅子	2の答	小林桂樹
3の答	薬師丸ひろ子	4の答	竹下景子
5の答	堀北真希	6の答	勝新太郎

§ 18日目　時を認知する

1の答	昭和47年	2の答	昭和31年から
3の答	昭和45年	4の答	幕末
5の答	7時半	6の答	昭和41年
7の答	昭和47年	8の答	昭和35年
9の答	平成7年	10の答	昭和45年

※年代を覚えているのは難しいですね。およその答で正解です。

§ 19日目　スポーツ選手　何の競技？

東富士	大相撲	白井義男	ボクシング
池谷幸雄	体操	増田明美	マラソン
川上哲治	野球	松山英樹	ゴルフ
小川直也	柔道	中山律子	ボウリング
岩崎恭子	水泳	谷口浩美	マラソン
木村沙織	バレーボール	田中理恵	体操
澤穂希	サッカー	三宅義行	重量挙げ
猪谷千春	アルペンスキー	沢村忠	キックボクシング
船木和喜	スキージャンプ	伊良部秀輝	野球
谷亮子	柔道	桐生祥秀	陸上
石川遼	ゴルフ	柏戸剛	大相撲
板東英二	野球	瀬古利彦	マラソン
伊藤美誠	卓球	池江璃花子	水泳

辰吉丈一郎	ボクシング	吉田沙保里	レスリング
尾崎行雄	野球	内田航平	体操
松尾雄治	ラグビー	君原健二	マラソン
井上康生	柔道	室伏広治	ハンマー投
大場政夫	ボクシング	北澤豪	サッカー
宮里藍	ゴルフ	力道山	レスリング

§ 20日目　湖、河川の名前

1の答	三方五湖	2の答	筑後川
3の答	サロマ湖	4の答	最上川
5の答	河口湖	6の答	紀の川
7の答	宍道湖	8の答	中禅寺湖

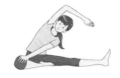

2ヶ月目のトレーニングはいかがでしたか？

　これはあくまでも、懐かしく頭を働かせ、楽しみながら行うトレーニングです。自分に興味あるもの、学習したことのあるものなどで大きく個人差が出ます。

　この結果はあなたの能力を判定するものではありません。
つづいて3ヶ月目をお楽しみください。

記憶力・認知力トレーニング

回答編（3ヶ月目）

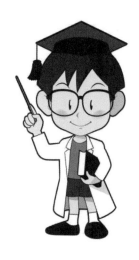

　記憶力や認知力は、出された問題への興味、関心や学んだ経験などによって答えに大きく差がでてきます。

　ここに出されたトレーニングは、あなたの記憶力や認知力の能力を調べるものではありません。頭を働かせるためのトレーニングですので、結果はあまり気にする必要はありません。

【3ヶ月目】

§ 1日目　歌詞を思い出す

岸壁の母　　　　　　　　　　　　　　[届かぬ願いと]

アラビアの唄　　　　　　　　　　　[砂漠に日が落ちて]

丘を越えて　　　　　　　　　　　　[鳴るは胸の血潮よ]

黒百合の花　　　　　　　　　　　　[二人はいつかは]

国境の町　　　　　　　　　　　　　[他国の星が]

王将　　　　　　　　　　　　　　　[月も知ってる]

骨まで愛して　　　　　　　　[骨まで愛してほしいのよ]

およげたいやきくん　[てっぱんの][みせのおじさんと]

蘇州夜曲　　　　　　　　　　[夢の船唄][花散る春を]

§ 2日目　歴史上の人物

1の答　　　葛飾北斎　　　　　　2の答　　　松尾芭蕉

3の答　　　ヘレンケラー　　　　4の答　　　島崎藤村

5の答　　　ガンジー　　　　　　6の答　　　吉田茂

7の答　　　清少納言　　　　　　8の答　　　夏目漱石

9の答　　　マザーテレサ　　　　10の答　　　雪舟

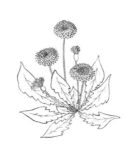

§ 3日目　日本の漫画家

1の答	石ノ森章太郎	2の答	冨永一朗
3の答	赤塚不二夫	4の答	岡本一平
5の答	あしたのジョー	6の答	フジ三太郎
7の答	ルパン三世	8の答	ゴルゴ13
9の答	釣りキチ三平		

§ 4日目　動物の名前

1の答	カンガルー	2の答	オットセイ
3の答	イボイノシシ	4の答	コアラ
5の答	ロバ	6の答	ライオン
7の答	オオトカゲ	8の答	熊
9の答	カピバラ	10の答	ダックスフンド
11の答	ブルドッグ	12の答	ボクサー
13の答	チワワ	14の答	ビーグル
15の答	パグ	16の答	ダルメシアン
17の答	シーズー	18の答	柴犬

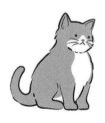

§ 5日目　偉人の名言

● 学問のすすめ

　　　天は人の上に人を造らず人の下に人を造らず
　　　学ぶと学ばざるとに

● ゲチスバーグの記念碑除幕式にて

　　　人民の、人民による、人民のための政治は

§ 6日目　場所を認知する

1の答	札幌市	2の答	銚子市
3の答	伊豆大島	4の答	和歌山県
5の答	大分県	6の答	白神山地
7の答	仙台市	8の答	埼玉県
9の答	栃木県	10の答	宮城県
11の答	青森県	12の答	沖縄県
13の答	岡山県	14の答	上田市
15の答	稚内市	16の答	屋久島
17の答	鹿児島県	18の答	石川県
19の答	群馬県	20の答	知床

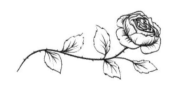

§ 7日目　懐かしの映画

1の答	田中絹代	2の答	都はるみ
3の答	高峰秀子	4の答	北大路欣也
5の答	倍賞千恵子	6の答	グレゴリーペック

§ 8日目　日本の記念日

1の答	海の日	2の答	スポーツの日
3の答	春分の日	4の答	みどりの日
5の答	勤労感謝の日	6の答	建国記念日
7の答	文化の日	8の答	メーデー5月1日
9の答	原爆の日	10の答	憲法記念日

§ 9日目　県庁所在地

1の答	京都府	京都市
2の答	福島県	福島市
3の答	広島県	広島市
4の答	福井県	福井市
5の答	埼玉県	さいたま市
6の答	大阪府	大阪市
7の答	静岡県	静岡市
8の答	徳島県	徳島市

9の答	熊本県	熊本市
10の答	山形県	山形市

§ 10日目　歴史的な建物

1の答	迎賓館	2の答	大浦天主堂
3の答	時の鐘	4の答	松下村塾
5の答	講道館	6の答	興福寺五重塔
7の答	旧グラバー住宅	8の答	日光金谷ホテル
9の答	門司港駅		

§ 11日目　歌詞を思い出す

お富さん	[エッサオー源治店]
君恋し	[唇あせねど]
雪の降る街を	[遠い国から落ちてくる]
北上夜曲	[濡れているよな]
小指の思い出る	[あなたが噛んだ]
月の法善寺横丁	[ああ若い二人の]
大利根月夜	[今日は今日は涙の顔で見る]
耳をすましてごらん	[誓いあったあの日から]

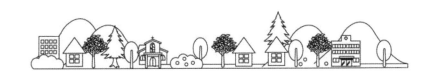

§ 12日目　語句の意味

撤収	取り除いて引き上げること
遺憾	思い通りでなく残念なこと
滑稽	おもしろくおかしいこと
硬派	強硬な、男らしい
得も言われぬ	何とも言い表せない、形容しがたい
弥栄	より一層栄えること
月並み	毎月きまって行われること
腑に落ちない	納得がいかない、合点がいかない
締結	契約や条約などを結ぶこと
居丈高	人を威圧するような態度
カリスマ	超自然的、超人間的な力をもつ資質
看過	そのままほおっておくこと。
ダサい	野暮ったいこと、洗練されていないこと
乖離	そむきはなれること

§ 13日目　何をした人（昭和で活躍した人）

田中絹代	女優	岸田劉生	画家
朝永振一郎	物理学者	向田邦子	脚本家
湯川秀樹	物理学者	石坂洋次郎	小説家
橋田寿賀子	脚本家	トニー谷	司会者
宇野重吉	俳優	牧野富太郎	植物学者

松田優作	俳優	開高健	小説家
池波正太郎	小説家	藤山寛美	喜劇役者
幸田文	随筆家	井上靖	小説家
本田宗一郎	本田技研工業創業者	長谷川町子	漫画家
ハナ肇	コメディアン	ユリゲラー	超能力者

渡辺はま子	歌手	金田一春彦	言語学者
桑野通子	女優	田辺聖子	小説家
竹村健一	政治評論家	中曽根康弘	首相
山本寛斎	服飾デザイナー	井上ひさし	小説家
衣笠祥雄	プロ野球選手	浅利慶太	演出家
樹木希林	女優	堺屋太一	評論家
吉田正	作曲家	斉藤仁	柔道家
小島功	漫画家	原節子	女優
横山隆一	漫画家	小林カツ代	料理研究家
田端義夫	歌手	米長邦雄	将棋棋士

§ 14日目 テレビドラマ

1の答	おしん
2の答	渡る世間は鬼ばかり
3の答	積み木くずし
4の答	ゲゲゲの女房
5の答	北の国から
6の答	カーネーション

| 7の答 | 水もれ甲介 |
| 8の答 | 金曜日の妻たちへ |

§ 15日目　漢字の読み方

1の答	ようしゃ	2の答	じょうほ
3の答	しっと	4の答	おうへい
5の答	わぼく	6の答	やじうま
7の答	まれ	8の答	しょうちゅう
9の答	かんさつ	10の答	しだい
11の答	じゅり	12の答	てちょう
13の答	じしゅく	14の答	かんしょう
15の答	ぎんみ	16の答	たなだ
17の答	ぼうせき	18の答	せんりゅう
19の答	けいこく	20の答	けっしょう
21の答	きもの	22の答	けんきゅう
23の答	かんげき	24の答	がんじょう
25の答	あんいつ	26の答	でばん
27の答	しょうわ	28の答	ちょうど
29の答	れんしゅう	30の答	ひはん

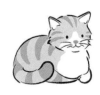

§ 16日目　日本の神社仏閣

1の答　　浅草寺	2の答　　三十三間堂
3の答　　伏見稲荷大社	4の答　　永平寺
5の答　　鶴岡八幡宮	6の答　　立石寺
7の答　　湯島天満宮	8の答　　諏訪大社

§ 17日目　懐かしの映画

1の答　　吉永小百合	2の答　　山口百恵
3の答　　加山雄三	4の答　　浜田光夫
5の答　　山崎努	6の答　　仲代達矢

§ 18日目　時を認知する

1の答　　13000年前から	2の答　　飛鳥時代
3の答　　鎌倉時代	4の答　　昭和20年
5の答　　午後2時半	6の答　　平成23年
7の答　　令和2年	8の答　　昭和34年
9の答　　昭和36年〜	10の答　　江戸時代

※年代を覚えているのは難しいですね。およその答で正解です。

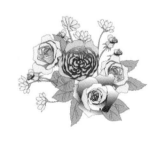

§ 19日目　スポーツ選手　何の競技？

有森裕子	マラソン	ペレ	サッカー
中田久美	バレーボール	掛布雅之	プロ野球
双葉山	大相撲	為末大	陸上競技
小谷実可子	スイミング	藤武	ボクシング
具志堅幸司	体操競技	斉藤仁	柔道
ラモス瑠偉	サッカー	上村愛子	モーグル
伊藤みどり	フィギュア	笠谷幸生	スキー
入江陵介	競泳	亀田興毅	ボクシング
古橋廣之進	水泳	織田幹雄	陸上

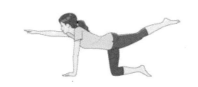

ベッカム	サッカー	北島康介	競泳
中澤祐二	サッカー	稲尾和久	プロ野球
葛西紀明	スキー	荒川静香	フィギュア
三宅宏実	重量挙げ	高梨沙羅	スキー
竹本正男	体操	龍虎勢朋	大相撲
イ・ボミ	ゴルフ	白井貴子	バレーボール
瀬戸大也	競泳選手	具志堅用高	ボクシング
井岡一翔	ボクシング	中村俊輔	サッカー
谷風	大相撲力士	金栗四三	マラソン

§ 20日目　湖、河川の名前

1の答	長良川	2の答	多摩川
3の答	飛騨川	4の答	田沢湖
5の答	阿寒湖	6の答	北上川
7の答	琵琶湖	8の答	大井川

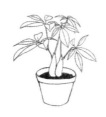

　3ヶ月目のトレーニングはいかがでしたか？
簡単に思い出せるもの、楽に理解できたもの、なかなか思い出せなく、また全然回答が見つからなかったものなどいろいろあったと思います。

　これはあくまでも、懐かしく頭を働かせ、楽しみながら行うトレーニングです。自分に興味あるもの、学習したことのあるものなどで大きく個人差が出ます。

　この結果はあなたの能力を判定するものではありません。
ただ無理なく、できる範囲で、頭をはたらかせるためのトレーニングです。

【著者紹介】

川上一郎　　（昭和18年1月生まれ）

　人前で話すことや朗読が得意だったのに、高校二年生のとき、国語の朗読で声が震え、以来ひどいあがり症になる。

　高校卒業後は桑沢デザイン研究所に入学するも、あがり症が原因で退学。30代で水処理工事業を始め、25年間自営。
　かねてから、あがり症の人のための話し方教室を開設することをライフワークにすると決意。

　読売カルチャー教室等であがり症を解消。2001年、話し方教室を開設。大宮、うらわ、所沢、比企、東京八重洲等で20年間、多くのあがり症で悩む人たちのために活動。現在休講中

　高校時代に試みていた記憶法にもとづき、2018年「高齢者講習 認知機能検査 高得点対策」を出版、販売。

　高齢による脳の衰えを心配している方が多いのですが、高齢者でも脳の働きがしっかりしている人はたくさんいます。頭の働きは、使わなければ衰えていきます。

　2023年「あの人、あの歌、あの映画、あんな出来事、そんな場所　記憶力・認知力トレーニング」を出版、販売。

　みなさまのお役に立つことを切に願っています。

発行日　　　　　2023年7月15日

著者　　　　　　　川上一郎

印刷所　株式会社プリントパック

発行所　（株）SEIWA話し方教室

〒350-1326 埼玉県狭山市つつじ野４−１６−８０３

TEL 04-2954-8177